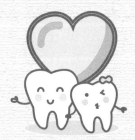

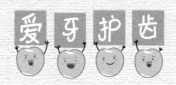

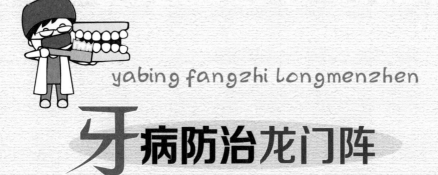

yabing fangzhi longmenzhen

牙病防治龙门阵

王恩平 著

四川科学技术出版社

·成都·

图书在版编目（CIP）数据

牙病防治龙门阵/王恩平著. -- 成都：四川科学
技术出版社, 2020.8
ISBN 978-7-5364-9892-1

Ⅰ.①牙… Ⅱ.①王… Ⅲ.①牙疾病—防治 Ⅳ.
①R781

中国版本图书馆CIP数据核字(2020)第135126号

牙病防治龙门阵

著　者　王恩平

出 品 人　程佳月
策　　划　陈敦和
责任编辑　杨璐璐　肖　伊
装帧设计　书　兰
文内插图　王恩平　李增华
责任校对　石永革　陈　欣
责任出版　欧晓春
出版发行　四川科学技术出版社
地　　址　四川省成都市青羊区槐树街2号　邮政编码：610031
成品尺寸　170mm×240mm
印　　张　12.5　字　数　240千
印　　刷　四川华龙印务有限公司
版　　次　2020年9月第1版
印　　次　2020年9月第1次印刷
定　　价　45.00元

ISBN 978-7-5364-9892-1

序 ●●●●●●

    恩平医师是我的华西医科大学校友、师弟，也是世交。他长期从事口腔临床医学的工作直至退休。退休后受聘回母校在华西口腔医院"名老专家门诊"工作，直到该科室撤销。近期拟出一本书，名为《牙病防治龙门阵》，嘱我为序，欣然从命。

    科学既包含研究工作，同时也包括科普工作，研究和科普被称为科学的两翼。科研工作大多由有限的人员在实验室进行；而科普工作则多是面向社会，特别是通过图书、报纸、广播、电视等传媒对广大群众进行普及教育，虽然形式不一样，但都是不可或缺的。

    科（医）学家应该走出象牙塔，科普是重要的途径。恩平医师从口腔医学临床角度担负起科普重任，值得学习与推广。

    本书的出版将为繁荣口腔医学科普起到添砖加瓦的作用。

    仅此为序。

邱蔚六（中国工程院院士）

2019年5月于上海

注：邱蔚六，我国口腔颌面外科、头颈肿瘤外科以及口腔颌面修复重建外科开拓者之一。2010年国际牙医学院授予他该院最高荣誉——大师（Master）称号。

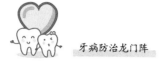

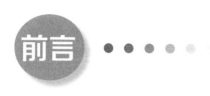

前言

　　牙病，是一种对生命威胁相对较小，但对健康影响较大的典型慢性疾患。它的发生发展，常常是以"几年""十年"或"数十年"为计时单位。长期以来，在临床医学中，牙科一直处于"小兄弟"的状态，无论是在医学领域，还是在民间，所受重视的程度都不算太高。究其原因，主要有二：一是牙病对生命威胁常常不紧急；二是牙齿数量多，即使某颗牙生了重病，也可用治疗或拔牙的方法解决，即便拔除一两颗牙，一般对人的正常咀嚼影响也不是太大。

　　时至今日，虽经历数十年口腔医师们的不断呼吁，但我国人群整体的"社会牙病防治意识"和"牙病防治知识"仍处于较为缺乏的状态。

　　1983年，我以一篇科普小文《用进废退》，走进了牙病防治的科普宣教大门。此后，又陆续发表了《种瓜得瓜，种牙得牙》《牙齿的劈裂与隐裂》《尽头牙为何应尽早拔除》《再说牙齿不掏不空》等数十篇牙病科普小文，并在报纸、电台、电视台等宣传平台上作了大量的牙病科普宣教工作；还在部分中、小学校的保健课上，给学生和家长作了以"牙病防治"为主题的精彩讲演；为成都市的中小学生编写了《青少年口腔卫生常识》一书。可至今，许许多多基础的牙病防治知识，在广大群众眼中仍然是"稀缺产品"，连一些如"牙线的使用""正确刷牙""患牙是否应拔除"等诸多方面的最基本的知识，普及度也非常有限！

积五十余年口腔疾病临床防治经验，以三十多年积累的科普文章写作感悟为基础，我为读者写下了这本关于保护牙齿的科普小书。科学、实用的牙病防治常识与牙病的应急处理是本书的重点。在摆龙门阵※中讲明道理，把我临床中所见到的典型案例分析给大家听，望引以为戒。写作目的仅仅是：提高群众的牙病防治意识，普及牙病基本防治知识，以利国民"明眸皓齿""健康长寿"！

感谢国际牙医学院大师、中国工程院院士、口腔颌面外科专家邱蔚六院士百忙之中为本书作序。

本书是我华西医科大学口腔系毕业五十周年（1968—2018年）的杏林之悟。

但愿这本科普小书对大家有所帮助。

王恩平

2019年5月

※ 摆龙门阵：四川话指聊天，讲故事。

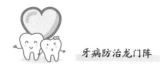
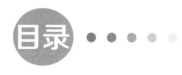

第二章 常见牙病的治疗方法

乳牙萌出时间顺序

上牙萌出时间（月龄）

1	8 ~ 12	月龄
2	9 ~ 13	月龄
3	16 ~ 22	月龄
4	13 ~ 19	月龄
5	25 ~ 33	月龄

下牙萌出时间（月龄）

1	5 ~ 6	月龄
2	10 ~ 16	月龄
3	17 ~ 23	月龄
4	14 ~ 18	月龄
5	23 ~ 31	月龄

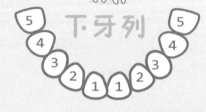

- 1 乳中切牙
- 2 乳侧切牙
- 3 乳尖牙
- 4 第一双尖牙（第一乳磨牙）
- 5 第二双尖牙（第二乳磨牙）

恒牙萌出时间顺序

上牙萌出时间（年龄）

1	7 ~ 8	岁
2	8 ~ 9	岁
3	11 ~ 12	岁
4	10 ~ 11	岁
5	10 ~ 12	岁
6	6 ~ 7	岁
7	12 ~ 13	岁
8	17 ~ 21	岁

下牙萌出时间（年龄）

1	5 ~ 7	岁
2	7 ~ 8	岁
3	9 ~ 10	岁
4	10 ~ 12	岁
5	11 ~ 12	岁
6	6 ~ 7	岁
7	11 ~ 13	岁
8	17 ~ 21	岁

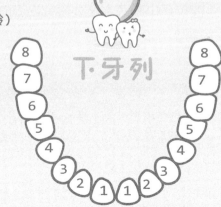

- 1 中切牙
- 2 侧切牙
- 3 尖牙
- 4 第一双尖牙
- 5 第二双尖牙
- 6 第一磨牙（第一恒磨牙）
- 7 第二磨牙（第二恒磨牙）
- 8 第三磨牙（智齿／尽头牙）

第一章 人所应知的口腔疾病常识

第一节 聊聊解剖生理——了解口腔颌面

头部骨骼、面部肌肉、唾液腺、神经、面部血管、头面部淋巴系统、牙、舌、口腔黏膜、颞下颌关节这十大部分，都是口腔医学的基本内容。口腔医学，是口腔及颌面部疾病的诊断、治疗、预防等方面的科学。而"口腔科"，在大多数人心目中，是管理牙齿的"牙科"，其实，这是绝对的误区。看看以上十大部分，你便会更正自己的观点。原来，"牙科"只是口腔医学研究的门类之一。之所以称为"口腔医学"，是因为这一学科涉及与研究的内容绝非仅仅是牙齿，而是以牙齿为主要研究对象的综合性学科。对上述十大部分的解剖、生理和多功能的统一协调的研究，才仅仅是口腔医学所要研究内容的一部分；另一部分是对这些结构的病理生理、病理临床和治疗技巧等方面的研究。

下面给大家讲一些普通人应该了解的，以多种常见牙病为主的口腔医学常识，讲一些如何进行自我判断口腔病的方法和应急的解决方法；讲一些如何正确使用这些方法；讲一些在使用中要注意哪些误区与不足。我相信，只要知道这些知识，照着书中的方法去做，就基本可以做到让自己的牙齿和口腔长期处于比较健康的状态。

一、与口腔密不可分的头部骨骼

人头部有28块骨头，可分为三大组群：脑颅骨、面颅骨和听小骨。脑颅骨8块，面颅骨15块，听小骨6块。属于口腔专科的骨骼分别是：舌骨、下颌骨、上颌骨（含上颌窦）、颧骨、颞骨、蝶骨（含蝶窦）、筛骨（含筛窦）、泪骨和鼻骨（其中，舌骨、下颌骨、蝶骨和筛骨是单一的，其他均为一对）。这其中，与口腔关系最密切的是舌骨、上颌骨、下颌骨。因为全部牙齿是生长在颌骨的牙槽突上，牙齿的许多问题都要影响到这两组骨头，同时，面部的外伤也多数要波及上颌骨、下颌骨、鼻骨和颧骨。（图1-1、图1-2）

在人头部的这些骨骼中，除下颌骨和舌骨是光滑的外，其他各骨骼都是用"骨缝"的方式与相邻的骨骼相互嵌合，组成了一副完整的颅部硬组织支架，用以保护颅内的脑组织，避免轻易损伤。而下颌骨则用它髁状突上的关节面和颞骨的关节窝共同组成了颞下颌关节（这是头部除听小骨以外的唯一关节）。人头部两侧的听小骨各3块：锤骨、砧骨和镫骨，它们组成听关节，位于内耳。

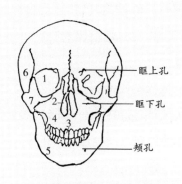

图1-1 成人颅骨正面观示意图

1. 眼眶　2. 梨状孔　3. 牙列
4. 上颌骨　5. 下颌骨　6. 颞骨
7. 颧骨

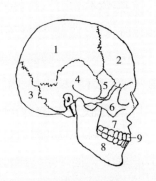

图1-2 成人颅骨侧面观示意图

1. 顶骨　2. 额骨　3. 枕骨
4. 颞骨　5. 蝶骨　6. 颧骨
7. 上颌骨　8. 下颌骨　9. 牙列

二、面部肌肉和咀嚼肌有哪些关系

面部肌肉分为两个大组：表情肌和咀嚼肌。

表情肌包括：眼轮匝肌、口轮匝肌、上下唇方肌、颏肌、笑肌、尖牙肌、三角肌、皱眉肌、鼻肌、鼻根肌和降鼻中隔肌、耳肌（耳肌的退化程度很高）等等。它们起于颅骨的不同部位，止于皮肤，司面部表情功能。

咀嚼肌分为两个群：张口肌群和闭口肌群。张口肌群又分为大张口肌群和小张口肌群，管理下颌运动、进食和语言等功能。关于咀嚼肌组，在本书第二章的"颞下颌关节疾病"中有详述。

三、说说唾液腺是怎样"管理"进食的

简单说，唾液腺别名涎腺，俗称"口水腺"。它管理着进食时的唾液分泌，辅助着进食，参与消化的第一个步骤。人体内有三对较大的唾液腺和数不清的单个腺细胞。三对较大的唾液腺是：腮腺（左、右两侧）、下颌下腺（左、右两侧）、舌下腺（左、右两侧）。这三对大腺体分别位于耳前、下颌的两侧下沿及下颌的前下沿。（图1-3）

单个腺体位于舌、唇、颊部、咽部的黏膜下，最大的一对是腮腺。它位于耳前区，通过导管输出唾液，开口在上颌第二磨

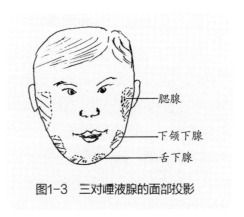

图1-3 三对唾液腺的面部投影

牙牙冠的颊侧黏膜上。唾液为浆液性。此腺体容易发生炎症和肿瘤。

另两对唾液腺也是通过导管输出唾液，共同开口于舌下肉阜。唾液是黏液性的，最容易发生的病变有导管内结石和导管堵塞。堵塞严重时需手术治疗。

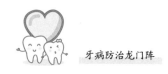

四、与口腔关系密切的颅神经

颅神经共有12对，分别是：嗅神经、视神经、动眼神经、滑车神经、三叉神经、展神经、面神经、前庭蜗神经、舌咽神经、迷走神经、副神经、舌下神经。这其中除迷走神经和副神经与面部基本无关外，其他的十对神经均支配着头面部的各种器官。

与口腔医学关系最为密切的是三叉神经和面神经。前者是混合神经，具有运动、感觉和分泌功能，支配咀嚼肌、唾液腺；后者主要是运动神经，支配全部表情肌。

这两组神经均发源于大脑的脑桥部，成分支支配面部。三叉神经分为三支：眼支、上颌支、下颌支（下颌支又分出舌神经，支配舌头）；面神经分为五个主支：颞支、颧支、颊支、下颌缘支、颈支。这些主支再分别分为三四个小支后成为末梢神经，支配着面肌。

这两组神经最容易发生的病患是：三叉神经痛和面神经瘫痪。至今，这两类疾病的发病原因仍不够清楚。

五、"娇气"的面部血管

面部的动脉血液供给全部来源于双侧的颈外动脉。较大的分支有：甲状腺上动脉、颌外动脉（面动脉）、颌内动脉、舌动脉、颞浅动脉等。它们的同名分支左右均有末梢相通连，因此，人的面部血液供给十分丰富，一旦出现损伤，止血是个非常严重的问题。也是因为面部血液丰富，颌、面、颈部十分容易发生血管瘤（也有先天性的血管瘤发生）。治疗这类疾患的方法主要是硬化剂的注入和手术结扎，都是较为困难的。

静脉系统基本与动脉一致，均通过双侧的面前静脉和面后静脉汇入颈浅静脉和颈深静脉，再回流至上腔静脉和锁骨下静脉。

面部静脉的特点是：没有静脉瓣。它们通过翼静脉和内眦静脉与颅内的海绵窦相通连。面部的感染，有可能通过这些相连部位扩散至颅内，导致出现严重并发症。因此，当出现面部感染，特别是面部的"危险三角区"感染时，要多加关注，不可任意挤压，以免导致颅内感染。（注："危险三角区"即是指鼻根点和两侧口角的连线所形成的三角形区域。该区域里的感染容易通过内眦静脉扩散至颅内。即使是挤压该区域里的小疖疮，导致发生致命危险的概率也比其他部位更大。）

六、易受侵犯的头面部淋巴系统

和血循环相似，头面部的淋巴系统也十分丰富。常见的淋巴结有：耳前淋巴结、下颌上淋巴结、下颌下淋巴结、颈浅淋巴结群和颈深淋巴结群。面部淋巴液是"单向运转"，只从远端流向近端，最后从胸导管流回上腔静脉。

该系统容易发生的主要疾病有：①淋巴回流受阻，头皮、舌等部位容易发生淋巴性水肿。②先天性的淋巴瘤。③炎症和肿瘤都容易侵犯淋巴结，一旦淋巴结肿大，要鉴别是"炎症性"还是"肿瘤性"。淋巴结如果发生癌性肿大，做清扫手术时，一定要仔细，不可遗留症状不明显的淋巴结，以免造成术后复发。

七、乳牙和恒牙的记录方式与命名

1. 乳牙和恒牙

正常人的一生总共要长52颗共两副牙齿：乳牙和恒牙。乳牙列时期和恒牙列时期牙的萌出时间和数量是不一样的。

乳牙是人的第一副牙齿，正常人有20颗。乳牙从人出生后的5~6个月开始萌出，到2岁多时基本长齐。人在6岁前为乳牙列时期；6~12岁为混合牙列时期；12岁后便是恒牙列时期。

恒牙是人的第二副牙齿，正常人有28~32颗。乳牙从6岁左右就开始逐渐脱落，恒牙开始萌出，取代乳牙。除了第三磨牙外，其余的28颗牙齿一般在12岁左右就全部萌出了。第三磨牙（又叫"智齿""尽头牙"，下同）萌出的时间较晚，在18~30岁萌出，有的终生不萌出或部

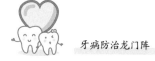

分萌出（共有4颗）。（图1-4）

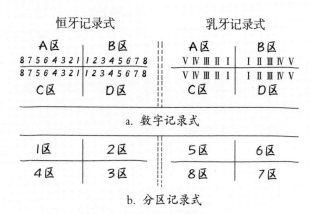

图1-4 牙列的记录方式（一）

2. 乳牙和恒牙牙列的记录方式

（1）乳牙牙列的记录方式是：用"十"将所有乳牙分为右上、左上、右下、左下四个区，用罗马数字或阿拉伯数字进行编号记录。

用罗马字Ⅰ、Ⅱ、Ⅲ、Ⅳ、Ⅴ对每个区中的牙进行编号。

用阿拉伯数字对每个区中的牙进行编号：将"十"顺时针旋转，将"十"分区中的右上记为"5区"，左上记为"6区"，左下记为"7区"，右下记为"8区"。

用文字叙述时，如"5Ⅲ"则指右上的第三颗乳牙，"7Ⅴ"即为左下的第五颗乳牙。

（2）恒牙牙列的记录方式是：用"十"将所有恒牙分为上、下、左、右四个区，用阿拉伯数字1、2、3、4、5、6、7、8对每个区中的八颗牙进行编号。当然，也可用阿拉伯数字标记右上为"1区"、左上为"2区"、左下为"3区"、右下为"4区"。如记录"25"，则是指左上第五颗恒牙，"48"则表示右下第八颗恒牙。

这种牙列的数字式记录，是目前国际通用的记录方式。"十"分区式记录多用于国内；当前在电子病历上，多用数字式方式记录。（图1-5）

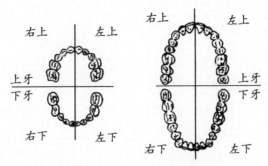

乳牙和恒牙的形状与排列状况

图1-5 牙列的记录方式（二）

3. 牙的命名

（1）乳牙的命名：乳中切牙（1颗），乳侧切牙（1颗），乳尖牙（1颗），双尖牙（共2颗；第一双尖牙又称为第一乳磨牙，第二双尖牙又称为第二乳磨牙）。每个区共有5颗牙，四个区共20颗牙。

（2）恒牙的命名：中切牙（1颗），侧切牙（1颗），尖牙（1颗），双尖牙（共2颗；又称为第一双尖牙、第二双尖牙），磨牙（共3颗；又称为第一磨牙、第二磨牙、第三磨牙；或称为恒磨牙）。每个区共有8颗牙；四个区共32颗牙。

（3）每一颗牙齿都有五个面：咬合面[①]（上），颊侧面（外），舌侧面（内），近中面（前）和远中面（后）。

这些命名，是为了叙述、交流和记录方便，早已成为口腔专科医生的共识，算是专业特色吧!

需要说明的是：

第一，牙齿的萌出时间是不恒定的，而是在一定的时间范围内。因此，我们管牙的萌出时间叫作"是在一定的时间范围内的'左'或'右'"。如乳牙开始萌出的时间是婴儿期的5～6个月；替牙（乳牙脱

---

① 牙的咬合面又称𬌗面。

落，恒牙萌出）开始萌出的时间是儿童期的6岁左右。

第二，牙列的咬合面（也叫"牙齿的工作面"）是各自不相同的。前牙只有切缘，没有咬合面；后牙的咬合面从小到大，逐个加大，其中第六、第七两牙的咬合面最大，这也说明它们所负担的工作量最大。（图1-6）

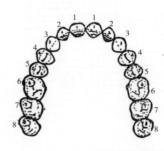

图示验面形态的逐步加大。6、7牙的咬合面最大；1、2、3只有切缘

图1-6 牙列咬合面的逐个加大

第三，牙齿的数目也不是恒定的。一生的出牙总数可能少于52颗，也可能多于52颗。多或少于52颗的概率虽然不高，但实际例子并不少见。发生牙数变化的原因尚不明确，虽有一些研究来解释这种现象，但至今仍然没有一个令大家都信服的说法。

以下就是我所见到的"少于52颗牙"和"多于52颗牙"的个别案例，不妨举例讲讲。

"多数牙胚缺失"的病例的确不多。一个10岁小女孩的全口牙片（图1-7）显示：多数恒牙胚缺失。直到追踪到她的父亲，发现其父的牙片也是如此。下图是女儿（图1-7a）与其父（图1-7b）的牙片对比，也算是一个提示：可能有遗传关系。（图1-7c）

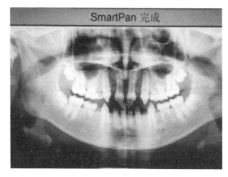

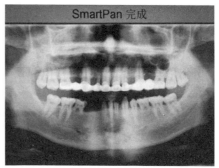

a. 女儿的先天性恒牙胚缺失

b. 父亲的先天性恒牙胚缺失，上颌已做固定修复

女儿缺失恒牙胚为：

542	245
5421	1245

父亲缺失恒牙胚为：

42	35
54321	125

c. 父女缺失恒牙胚对比

图1-7 "多数牙胚缺失"父女牙片对比

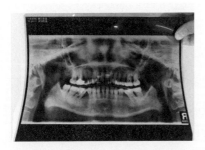

图1-8 某成年人（50岁）双侧下颌第五颗牙的先天缺失

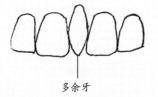

多余牙

图1-9 上颌骨多余牙图示

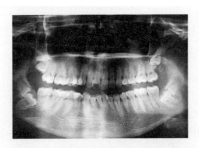

图1-10 患者下颌左右侧两颗多余牙（尽头牙）

另有患者也是先天缺失牙胚（下颌双侧第五颗牙），且他自己一直不知道。直到他50岁时来看病，我才在牙片中意外发现。（图1-8）

还有一个患者，是我在看她照的牙片时，意外发现她的上颌骨中有一颗"多余牙"。因为她一直没有症状，这颗牙就在她的上颌骨中"潜伏"了40年。因该牙片模糊，只好画示意图供大家参阅（图1-9）。多余牙发生的案例较多，一旦出现，最好及时拔除，以免给正常牙带来不利影响。

不过，并非所有多余牙都容易拔除，有时多余牙也很让人哭笑不得。如图1-10牙片中的多余牙，就实在很难处理。必要时只能将这两组牙（第八、第九）一并拔除。

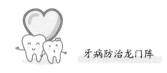

八、舌的功能与疾病

舌有三大功能：语言、味觉和咀嚼搅拌。主要由舌肌和黏膜组成，舌肌是横纹肌，完全自主支配与运动，活动十分灵活。血循环和淋巴系统丰富，容易发生血管瘤和淋巴水样瘤，也容易出现黏膜病的癌变。不过舌最常见的疾病是"黏膜病"（此指良性黏膜病损害）。至今，研究认为，许多口腔常见黏膜病的病因与全身或生理系统因素的关系密切。

九、口腔黏膜与口腔黏膜病

在口腔内，除牙齿外，全部覆盖着黏膜，黏膜内富含多种唾液腺。口腔黏膜具有屏障作用、感觉作用、吸收作用和助消化的作用，是人体的一道天然生理屏障，其功能是保护深层组织不受有害微生物的侵袭。在人进食、说话时，口腔黏膜都在"默默地"工作。

不妨做个实验：将唇黏膜翻开并擦干，很快就会见到一个个的"小水珠"出现在擦干的唇黏膜上，这就是单个的唾液腺在工作的实例。

口腔内黏膜和舌黏膜共同构成口腔黏膜，口腔黏膜的疾病和舌头一样，除了与自身免疫系统有关疾病的病因较明确外，部分疾病的病因、病变还在研究探索之中。如口腔溃疡（复发性阿弗他溃疡）、口腔白斑、扁平苔藓等，治疗起来也较为棘手。

华西口腔医院黏膜病的大专家李秉琦教授，对口腔黏膜病有开创性的贡献，他关于口腔黏膜病的"自由基学说"，得到了学界的公认。以他为首的华西口腔医院"口腔黏膜病专科"，从中医理论着手，创制了一系列的中成药制剂，为广大口腔黏膜病患者带来了福音。

十、具有特殊结构的颞下颌关节

这是由下颌骨髁状突的关节面和颞骨的关节窝共同组成的关节，是人体内除膝关节以外的唯一具有关节盘这一特殊结构的关节，也是一个十分容易出毛病的结构。"颞下颌关节的组成""肌肉支配和易发疾病"的内容第二章有详述。

要提醒大家的是：许多人在张口、闭口或在进食时，耳前区会有"咔咔"的弹响声。对这种病症，大都不以为然，认为过一阵就会好，很少有主动去就医的。其实，这种弹响的出现，既是一个警告，也是颞下颌关节功能紊乱综合征的典型症状之一。很多人至今仍然对这种病认识不足，且误诊率较高，疏忽大意会贻误病情。这里特别提醒：如生活中你确实出现过这种问题，还是得尽早去看专业的口腔医师。

以上十个方面，便是口腔医学研究与处置的解剖结构基础，也是口腔颌面解剖与生理的一些基本常识。读完它，也许大家对口腔医学的基本内容有一定的认识，一旦出现问题，可以有的放矢。

第二节 你知道嘴里有多脏吗？——谈谈口腔微生态

生态，是指自然界中各物种的自然生活状态。这种状态，是历数百万年，各物种对自然环境的不断适应与自身改造后达到的一种最佳生活状态。物种之间互相协同、互相利用、互相竞争、互相克制，最终达到了自然环境中的平衡状态，这就是人们口中常常提到的生态平衡。为了达到这种平衡，大自然花费了数百万年的时光，但是，这历经数百万年建立起来的平衡却十分的脆弱，稍有不慎，便有可能被打破，而出现物种之间的失衡——这种失衡，小到给人类带来麻烦，大到导致物种的灭绝，甚至直接威胁到人类的生存。

一、"口腔微生态平衡"医学术语的由来

口腔微生态，是指生活在人类口腔中的多种微生物之间的共生状态。之所以称为"微生态"，是因为人们不能用肉眼看见的这些微小生物，需要用显微镜放大到几千倍，甚至用电子显微镜放大到几十万倍尚可看见。它们居住在人的口腔里，过着"衣食无忧"的生活。人给这些

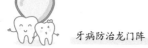

微生物提供初始的能量来源——食物残屑、口腔的脱落上皮、人代谢所产生的一些代谢产物……微生物们正是利用这些能量，得以生存，不断繁殖，最终达到一个自然的平衡状态，口腔医学称其为"口腔微生态平衡"。

二、 细菌乐园里的牙菌斑是怎样让牙患上龋病的

人类的口腔，温暖而潮湿，是微生物繁殖的天然"热带雨林"。在这里，有源源不断的食物供应（人类进食），温度恒定，"雨量"充沛（唾液分泌），有便于微生物隐藏与附着的物体（黏膜及牙齿），所受干扰不大（个人口腔卫生措施不完善），因此，成了微生物繁殖、聚集的乐园。据研究，人类口腔中现存有700种以上的微生物。它们包括细菌、病毒、霉菌、支原体、衣原体、螺旋体等。这些微生物种类繁多，且繁殖速度惊人，一般十几分钟便可繁殖一代，呈典型的几何级数规律增殖。一个细菌菌株，要不了10小时，便可繁殖达百万级数量。正是这种"多品种、快繁殖"的状况，造就了人类口腔中充斥着众多数不清的微生物群体。这些群体，通常是多个品种相互依存着共生在口腔内，以不定型的团块或片状形式存在，可以附着在口腔的任何位置。它们"安居"于牙齿表面、牙缝隙或在假牙的表面，附着牢固，不易被水冲掉。这些可以用肉眼看见的细菌聚集的复合体，口腔医学称其为"牙菌斑"，也叫"牙垢"。

牙菌斑的形成与组成成分依据不同位置而有所不同，它们的危害性，又因组成成分的不同而不同。如附着在牙齿表面的窝、沟内的菌斑，容易造成牙齿罹患龋病（四川民间俗称龋病为"虫牙"）；而附着在牙龈沟深部的菌斑，则主要是破坏牙周组织，造成牙齿的松动与脱落（四川民间俗称"火牙"）。可见，口腔中这些微生物群体的代谢产物成了导致口腔疾病的主要病因，时时对口腔健康造成威胁，人们稍不留意，便会患上牙病或口腔黏膜疾病。

这就产生了一个问题：人的口腔中有微生物是自然的，出现口腔疾

病，就是必然的。口腔医师面临的紧要任务就是：在处理微生物致病和消除致病因素的两难中找到较好的解决办法，帮助患者找到病因，使患者达到稳定病情或较长时期维护口腔健康的目的。

三、关于"口腔病灶"的龙门阵

"病灶"一词，来源于医学对一些隐匿的致病感染区域的称呼，它的含义就是"地雷""死灰"，是随时可能暴发而导致人全身感染的隐藏的"敌人"。它可存在于人体的许多部位，如肺、腭扁桃体、肝、肠等。这里，我们只讨论存在于人口腔牙颌系统的病灶，故又特称其为"口腔病灶"。

前文说了，人的口腔中存在着700多种微生物，产生了成千上亿的微生物个体，它们以牙菌斑的形式存在于口腔之中，悄悄地干着破坏我们牙颌系统的坏事。所谓"悄悄地"，是说它们对人体的攻击力度不大，让人感觉轻微，甚至无感觉，以至于忽视了这些攻击。天长日久，这些攻击就可能在口腔的一些结构中形成一个个破坏区域，如牙的根尖、牙周袋的深部、颌骨之中等。但这些区域又受到人体"自卫能力"（免疫系统）的对抗，使病变区域常被局限于局部。在短时间内，不会引发全身性大面积的感染而威胁生命。正因如此，对于粗心的患者来说，即使是一颗牙发生了严重的炎症，只要不是痛得死去活来，也不会引起足够的重视，最多上医院拔掉这颗病牙了事。很多时候，往往完全忽略了其他牙仍然存在着相同的问题（只是程度较轻而已）。有时，因牙体结构的关系，虽经过了牙髓治疗或根管治疗，但因治疗未能彻底，受治牙的根尖区，仍存在着感染区域，也会致使受治牙长时间不能正常咀嚼。这些局限于根尖或牙周的感染区域，我们就称它为"口腔病灶"。

近年来，科学家们对口腔病灶与全身疾病的关系研究甚多，得出的结果也是惊人的！人们熟知的"三高症"、急性风湿热、类风湿性关节炎、心包炎、血管和部分大脑的疾患等等，都和口腔病灶有关。正是这

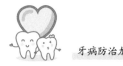

些病灶中不断释放出的许多有害物进入血液后，造成了人全身的许多损害。也正是口腔病灶对人的太不友好，我才将它作为本节特别的"主人公"专门讲解。下面，我来摆两个龙门阵，以提醒大家对"口腔病灶"引起高度重视。

古埃及是个牙病高发的国度。英国地质学家朱迪斯·米勒，研究了500多个古埃及人的头骨（包括平民和贵族），发现患有龋病和其他牙病的比例都很高，就连大名鼎鼎的法老阿蒙霍特普三世，也是多发的牙病患者。其他法老也多有患牙。于是，故事出来了：有一位古埃及的法老，患有严重的头痛病，请了很多有名的医生，都不能治愈，结果，这些名医都被法老给杀了。有一天，一个巫医找上门来，说他可治好法老的病。人们都不相信，劝他别自己找死，可此人却坚持要去。在给法老做了较全面的检查后，他拔掉了法老的一颗病牙，而法老的头痛病竟从此痊愈！这个巫医最终得到了丰厚的赏赐，载誉而归了！

三国时，曹操患有"头风病"，请来名医华佗治疗。华佗说曹操头中存有"风涎"，只有剖颅，方可治愈。结果，华佗因此被曹操说成是要暗害他而被杀。当时，如果华佗能有"口腔病灶"的知识，为曹操看看牙齿，说不定是可以逃过这一劫的！

当代口腔医学对口腔病灶的态度是十分明确且毫无协商余地的：要维护自身的健康，就必须去除这些口腔病灶！而且，早处理比晚处理好；处理，比放任自流好！至于去除病灶的方法，则不再仅仅是"拔牙"这种极端的方法了，而是用现代牙科技术做患牙的彻底治疗，如完善的根管治疗与充填，牙周的手术治疗与骨修补等。这些治疗方法，在本书的相关章节中会详细介绍，让大家明白遇到同样的情况自己应该怎样做。

总之，口腔病灶是对人体健康实实在在的威胁之一，要维护自身牙齿的健康，就要积极配合医生去找出病灶根源并打败它们。这是在本书中一再重申的"提高大众牙病防治意识"的具体内容，也算是一个牙医实实在在的忠告！

四、"白蚁"防治与乳牙"窝沟封闭术"

"窝沟封闭术"，是近20年在口腔临床实施的一项儿童牙齿保护措施，虽然出现的时间很久了，但并非为大家所熟悉。我下面摆一个龙门阵，大家就会较形象地了解何为"窝沟封闭术"了。

在很多年前的春夏之交，不仅成都，在南方很多城市，人们会看到一种状如蚂蚁带大翅膀的小昆虫在忙着分窝繁殖。它们"得势不饶人"地飞舞，这就是常常让人"谈蚁色变"的白蚁！南方温暖、潮湿的环境，成就了白蚁的大量繁殖。过去，成都的建筑物多以木材为主，而白蚁就正好是以木材为食的小昆虫，好些古建筑都遭到它的危害，成了危房。剥开被白蚁危害的建筑木材，人们惊奇地发现：在一段外表看似完好的木材内部，早就被白蚁蚕食一空了！而在这木材的表面，仅仅是存在着几个不起眼的小洞罢了！所谓"千里之堤，溃于蚁穴"的成语，正是人们对这种隐蔽危害的"痛定思痛"！

说回到牙齿上来。由于牙的发育是由两个胚层（中胚层和外胚层）共同发育完成的，钙化过程中会在外表留下一些钙化的薄弱区——发育沟与咬合窝（图1-11）。这些局部区域不仅钙化程度低，而且其间的微沟、缝穴又极细、极深（图1-12），几乎不可能用牙刷去清洁。于是，这些部

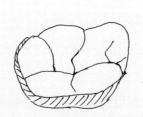

图1-11 新生牙的发育沟与咬合窝示意图

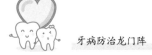
位就成了口腔内众多微生物聚合"牙
菌斑"的沉积区。无论乳磨牙，还是
恒磨牙的表面，都可能会因这种牙菌
斑的破坏而早期发生龋损，出现龋洞
（虫洞）。一旦出现龋洞，在牙齿的
内部，便已经有较大区域的破坏了。

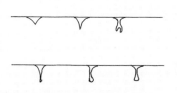

图1-12　牙窝、微沟纵切面
状态示意图

这种破坏犹如白蚁危害木材一般，外
面仅见几个小洞，内部却已严重受
损！当然，牙齿发生的龋洞，不是"虫"吃的，而是由口腔内的病原微
生物的破坏所致。

　　20世纪80年代，工程技术人员将"光固化"的理念引入一种稀释的
光固化材料之中，光固化复合树脂的变异产品——"窝沟封闭剂"出现
在口腔临床。这种材料可渗入到牙齿的这些窝、沟之中。虽然它的硬度
不是很高，在牙齿的表面固化后，可因牙面摩擦而被逐步磨耗，但已经
渗入牙窝、微沟内的材料，可达到完全封闭这些薄弱区域的目的。一段
时间后（2～3年），随着新生牙表层的磨耗，这些窝沟、缝隙也将逐步
地因磨耗而消失，从而避免了龋损的早期发生。这便是"窝沟封闭术"
的原理。

　　正因为新生的磨牙有这个缺陷，所以，需要做"窝沟封闭术"的年
龄是与牙的萌出时间基本一致的：乳磨牙在2～3岁时做涂布；恒磨牙在
6～7岁时和12～13岁时做涂布（分别是第一和第二磨牙）。

　　这种操作不使用牙钻，完全无痛，只要孩子配合，处理一颗牙只需
几分钟便可完成，防护时间一般是2～3年。

　　不过，一旦已经有了龋洞，就不能再用这个办法，必须用牙钻去除
已经被破坏的硬组织，再做补牙处理。而牙钻又恰巧是孩子们（也有
成年人）最害怕的牙科器械。所以，作为家长，具备一些如"窝沟封闭
术"之类的口腔保健常识，对孩子的牙健康是大有益处的。

　　施行"窝沟封闭术"最关键是需要孩子配合，必须在牙面完全无唾

液的前提下进行操作，否则效果为零！因此，做好孩子的术前工作，是家长、护士和牙医的首要任务。

第三节 "新、老共存"与"真、假并用" ——注意两个"混合牙列时期"

一、"混合牙列时期"新观念

人的一生，有两个"混合牙列时期"。第一个"混合牙列时期"也叫作儿童期的"乳、恒牙混合牙列时期"，年龄在6～12岁。在此期间，乳牙一颗颗相继脱落，恒牙一颗颗相继萌出，到12岁左右，乳牙替换完毕，正式进入"恒牙列时期"，并维持一生。这是口腔医学中"正式"的定义。

"第二个混合牙列时期"（也叫"真、假牙混合牙列时期"）的定义则是我给出的。它的开始时间不定。之所以说"不定"，是由于具有安装假牙（包括牙冠修复）的年龄可早可迟，严格地说，在18岁以后，直到人生的晚年，都可能在此期内。为什么要说18岁以后呢？因为一般情况下，孩子到18岁牙就基本发育完成，如果口内有缺失牙，方可用永久修复的方法来处理（如18岁前有缺失牙，则可用暂时修复的方法来过渡一下）。进入成年后，因为各种牙病的攻击，常常可能出现天然牙一颗颗发生较严重的问题需做治疗和牙冠修复，甚至必须拔除病牙后再做修复。这一时期，则是我命名的：人生的"第二个混合牙列时期"。从此期发展到"全口义齿期"，所需时间较长，对一些牙齿较为健康的人来说，是终生无缘"享受"这种待遇的！

二、"乳、恒牙混合牙列时期"需注意的问题

从牙齿的解剖生理中，我们可了解到，乳牙仅20颗，而恒牙有32颗；也知道了人的颅面部比例是从婴儿期的2∶1左右，发育到成年

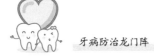

时的1：1左右，说明人的面部在出生后，较颅部的发育要快些。这个"快"，主要就发生在乳牙的生长期间和乳、恒牙替换期内。口腔医学研究认为，人出生后，面部的两个较快生长发育时期，都与牙的萌出有肯定的关系。第一快速期是从半岁到2.5岁（乳牙萌出期）；第二个快速期则是从5.5岁到12岁（恒牙萌出期），直到第二磨牙萌出为止，持续大约6年；以后面部生长发育减慢，到18岁左右第三磨牙萌出，人的面部发育基本停止，并维持终生（当然，如有不幸，进入晚年后，天然牙可能全部脱落，此时，面部又可缩短，出现"失牙面容"）。

从上述描述中，不难看出，面部的发育是与牙的萌出高度相关的，而牙的萌出与替换，则致使人的面部发育从儿童期持续到成年期，即是牙的萌出决定着孩子的面部发育。正因为如此，"牙的萌出"便成为支配面部正常发育的始动引导因素。遗憾的是，除口腔医生外，大部分人对这一关键性支配因素的认识几乎是空白。

简单说来，这一时期牙的特点就是生长——面骨中的颌骨从出生时"一望无牙"的稚嫩状态，到2.5岁左右的乳牙颌完成，已经有了长足的进展；再到12岁左右，从只能容纳20颗乳牙的长度，发育到能容纳28颗恒牙的长度；然后再较慢地发育到容纳第三磨牙（大约在18岁，颌骨此时已能容纳32颗恒牙了），至此，就完成了人一生的面部发育。

在第一个"乳、恒牙混合牙列时期"内，颌骨处在快速发育的状态，要维持这种正常的发育，应该注意以下四个问题：

1. 注意替牙期的功能锻炼

由于人类的牙颌系统属于"退化器官"（较之原始人，现代人的牙颌系统发生了非常明显的缩短）。为避免进一步退化，口腔医生建议，尽量给孩子多吃硬物，从功能锻炼的角度出发，让颌骨能得到足够的发育"生物力"的刺激，而不至于过度短小。发育不良的颌骨，是不能容纳32颗恒牙的，必然出现牙列的畸形，如"虎牙""地包天""双颌前突""个别牙错位""第三磨牙阻生"等等。当然，现代口腔技术——"正牙"是完全可以纠正它们的。但这会增加许多麻烦和经济负担，如能在替牙期内注意预防，何乐而不为？

2. 重视治疗孩子恒牙萌出前的龋病

经研究发现，当代儿童的龋病发生率非常高，可达80%及以上。有些乳牙破坏很严重，失去咬合功能。家长常常认为"乳牙是要换的，不必治疗"，从而延误了乳牙的治疗。这不仅给恒牙的萌出带来危险，还可能因乳牙根的感染，导致恒牙胚的坏死甚至颌骨的坏死。同时，由于乳牙的被破坏，将大大降低应有的正常咀嚼力，从而防碍颌骨的正常发育，造成恒牙列的畸形。因此，乳牙一旦发生龋病，是应该立即治疗的。

3. 戒除孩子恒牙萌出初期的坏习惯

恒牙萌出初期，是没有牙根的，牙根的形成，一般要在萌出后的1～3年方可完成。此时舌头和口部肌肉的力量稍不正常，都可将无根的恒牙推动移位。因此，在替牙期内，一定要戒除不良的行为习惯，如咬铅笔、啃指甲、吹口哨、吐口水、做怪相等等。这些行为，都会给新生恒牙外加错误力，让新生牙发生位移或扭转，从而出现不必要的牙列畸形。在替牙期内，家长们应高度重视，纠正孩子容易形成的上述不良习惯，以利恒牙完成正常的萌出与就位。

4. 保护新生恒牙

在儿童期，因为第一恒磨牙（六龄牙）是6岁左右萌出，新生的这颗恒牙极易龋坏，加之孩子的口腔保健措施不到位，更增加了它们龋坏的机会。这时，如家长大意，将龋坏的新生恒牙误认为是乳牙，放弃治疗，结果是很不好的——此牙的损坏与脱落，可造成孩子一侧上、下牙列的错位，给孩子终身带来麻烦。（图1-13）

以上四点，可能都是家长们平时没

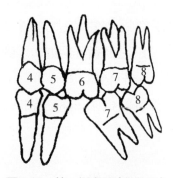

图1-13 第一恒磨牙（六龄牙）早期破坏后所致的牙列错乱

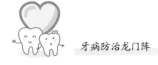

想到、没做到的空白区。我在这里分别道出，目的就是提醒家长们特别注意：每半年要将孩子带到你所信任的牙医那里做保健检查，听听他们给出的意见，也许对你和孩子都大有益处！

附带说几句：6～12岁的孩子口腔，处在一个不断变化、不断调整的"动态平衡期"，因为正在快速发育，牙的位置也在不断地移动与调整。口腔医学特将这一时期称为"丑牙列时期"。具体的牙位怎么样，要到换完牙后方可确定。在门诊工作中，常常见到家长为孩子的某一颗牙的牙位不正而着急的状况，其实这是大可不必的。家长只需要对前面告诫的四个方面给予特别的注意，就不用对"乳、恒牙混合牙列时期"内孩子牙齿出现的种种状况过于担心了。

三、"真、假牙混合牙列时期"需注意的问题

必须说明，"真、假牙混合牙列时期"（第二个混合牙列时期）并不是口腔医学所界定的时期，仅是我从临床工作中总结出来，且认为很有必要提请大家注意的一个"病患时期"。

第三节开始说了，此期可能从18岁以后直到人生的晚年；也说了，并不是所有人都会经过这个"困难时期"——"真、假牙混合牙列时期"。它的特点是：持续时间不定、发生范围不定、发生年龄也不定。从临床经验看，进入本期的人群，60岁以上的不会少于80％，只是彼此牙病的程度差异很大罢了。

进入本期的人群，大致分为四种类型：

1. **外伤型**

这是指因外伤导致牙齿折断被迫修复的一种类型。这个类型最稳定，可持续很多年。因为外伤毕竟是意外，并非随时都会发生。

2. **龋病型**

这是指因虫牙破坏而被迫修复的一种类型。这个类型也相对稳定，因为只要多加留心，早防早治，不一定会发展到必须镶假牙的程度。

3. 牙周病型

这是指牙周病患者较为难堪的一种类型。因为牙周病的治疗效果不是很好，常常会有多颗牙因罹患牙周病而被迫拔除。口内失牙较多时，如做活动修复，则剩余的真牙又会因额外负担太重再次加重牙周的破坏，从而进入"拔牙—修复—再拔牙—再修复"的恶性循环之中。即使用种植牙的方法修复，也可能因为牙周病没有控制好，再出现种植牙的破坏！因此，面对严重牙周病患者的病牙修复问题，无论是医生还是患者，都会很伤脑筋的。

4. 横折型

这主要指老年人易发生的一种类型。因其口内常常会有较多的牙颈部已受到破坏的牙齿（既可能是"楔状缺损"所致的牙颈部破坏，也可能因龋病所致的牙颈部遭到破坏）。一颗牙横折断，做修复很简单。可是，在不长的时期内，如果连续地发生牙齿横折断，就会给修复带来设计上的困难——所做的义齿（假牙）可能会一修再修，短短的几年内便可达到"全口义齿"的程度。这种例子从临床看，是很多的，绝非说说罢了。

"真、假牙混合牙列时期"应该注意的是：高度重视口腔健康，尽量延缓天然牙的进一步破坏；在力所能及的前提下，治疗牙病（特别是牙周病）；尽量地爱护牙齿，不咬硬物，少吃"香香（方言：零食）"；吃零食后记得漱口，饭后清洗假牙等。如能让"真、假牙混合牙列时期"的牙病患相对稳定下来，也是患者和牙医的成功！

以上两种"混合牙列时期"，前一种是生理的，后一种是病理的；前一种是必然的，后一种虽非必然，也是实实在在存在的；前一种须尽力促进颌骨的发育和保护新生恒牙，后一种应尽量爱护天然牙，多和牙医交朋友，尽力地维护"真、假混合牙列时期"的稳定。多数患者可能处在后一个时期内，愿你能让自身的两类牙齿和睦相处、相安无事。要知道："大家好，才是真的好！"

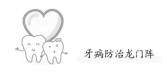

第四节 "呼爹叫娘"为哪般？——说说牙痛那些事

一、牙痛的特点和引出的龙门阵

"牙痛不是病，痛起来真要命"这句俗语是对牙痛时患者痛苦的形象写照。牙痛，有一个从轻到重的发展过程，有点像一支交响乐乐曲，从舒缓开始，步步推进，直至达到激昂之境。不过这种牙痛的发展过程不是享受，而是让患者饱受折磨的过程。

以龋病为例，牙齿的病患是一个长期的发展过程——

第一阶段：从最早的表面脱钙、染色，到浅窝洞的形成。

正常状况下，需要以年计的时光（有时更长）。这一阶段，几乎无症状，患者也基本无异常感觉，最多就是出现食物嵌塞或进食后有极轻的不舒服罢了。一般人是不会因此而上医院就诊的。

第二阶段：由浅龋变中龋。

从仅有牙釉质表层的破坏发展到牙釉质深部、牙本质浅层的破坏。这时牙可能出现对冷、热、酸、甜的极轻不适，但不适感很快就会过去，也达不到让患者重视的程度。

第三阶段：中龋变深龋。

此时，破坏已达牙本质深部，常常出现咬合痛或刺激痛，疼痛时间短，以秒计；不咬合或去除刺激后，不用处理，疼痛可自然消退。这一阶段，患者及时就医进行处理，可保存牙髓。只需要简单治疗后，便可完成充填，保存下来的是有牙髓的"活髓牙"，近似于生理状况。

第四阶段：剧烈的自发痛。

即在没有刺激时，患牙却不明不白地痛起来，持续时间长短不定但很剧烈，可持续几分钟甚至数小时。这是因为龋洞加深，甚至穿破牙髓腔，致使牙髓发炎，即发生急性牙髓炎，是急需处理的疼痛！治疗时，有时仅仅是穿通牙髓腔，引流后即可缓解疼痛。但止痛后，须做牙髓治疗，复诊的次数也较多。治完后，此牙便是一颗死髓牙（没有牙髓），虽功能照旧，但因无牙髓，会变得较脆弱。为避免受治牙被咬破，医生还应给它做一个人工牙冠保护，方可完成全部治疗程序。

综上可见，如患牙已有剧痛发生，其治疗就会变得较为复杂、烦琐，既费时、费力，还花费较多！

牙齿的结构，是一个由硬壳包裹着内层牙髓的结构（图1-14）。在牙髓腔中，存在着供给牙齿的血管和感觉神经，是一个实实在在的"生命体"，一旦硬壳被破坏，内层的牙髓便会因感染而发炎，又因在硬壳的包裹之中，发炎区不能用"肿胀"的方式自行减痛，因而，急性牙髓炎是引发牙疼痛的剧痛原因之一。

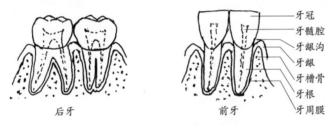

图1-14 牙齿结构示意图

另外，牙髓神经是一种无髓鞘的"C"类神经，当它传导疼痛感觉时，具有不可定位的扩散性特点——疼痛可以不出现在发炎的牙齿上，而出现在它对侧（上面或下面）的牙齿上，有时也可扩散到整个一侧的牙齿上，让患者自己不能指出具体是哪颗牙疼。这类似于我们在一潭平静的水里丢上一颗石子，水波纹便会以石子入水处为中心向四周扩散开去——凡扩散到的地方，都可能出现疼痛！这就是患牙髓炎时，患者不能明确指出患处，也不能由患者自己定位患处的原因（除牙髓炎外，其他许多牙病，患者都是可自己定位的）。

我在临床诊病中，多次遇到这种情况：患者述说某一颗牙痛，经检查，这颗牙未见病变，倒是在痛牙的对侧，反而有较为严重的患牙存在；再细查，疼痛竟然就是对面的那颗牙引发的！于是，医生在给患者

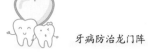

说明情况后，处理了发现的病源牙。经常有这样的情景发生，患者带着疑虑离开，第二天又微笑着来复诊，还告诉医生："咋个的嘛？牙齿真的不痛了！"

值得强调的是，正是基于牙痛的这个特点，医生还常常被患者误会——还未出门，就对别人说："遇到个草包医生，我下牙痛，给我钻的上牙，庸医害人啊！"如果有不良心机的人，可能还会加油添醋地渲染一番。这种情况我不止遇到一两次，写出来是想让大家获得关于牙病的基本常识，不至于"开黄腔"（方言：说外行话）。

当然，若是遇上马虎的医生，甚至是真正的庸医，误诊也确实难免。下面来给大家摆一个龙门阵，说的是我遇到的因隐裂牙而致牙髓炎最典型的病例——

　　一位因隐裂牙（为一种细微不易发现的牙齿裂缝）而致牙髓炎的患者，经三家医院五位医生之手，竟被误诊三天。简单地说，该患者下颌第六颗牙因隐裂而发生牙髓炎，可她自我感觉是上牙痛。先后在三家医院就诊时她告诉医生说是"上牙痛"，医生也未仔细检查下牙，而是按照患者的诉说去处理上牙。在拔去一颗有破坏的牙，钻开两颗正常牙的牙髓后，患者的牙仍然不时剧痛。这天，患者下午6点来急诊，正遇我值夜班。我仔细地听她叙述了病史和就诊经过，并为她做了详细的检查，发现她牙的问题出在下颌，是不易看清的一颗隐裂牙，因为裂纹几无染色，确实容易被"放过"。在给患者做了好一阵的思想工作后，她才同意我给她处理下牙。按照常规，给这颗隐裂牙的咬合面开髓，才略略打开一个小孔，便有大量的鲜血渗出，牙髓的活力也不高了。待处理完后，我让患者不断地吸吮，以减低髓腔压力。患者在诊断室坐到晚上9点过离开时，她的牙痛已完全止住了！后来，我按规矩给她做了上面两颗牙的根管治疗，下面那颗隐裂牙不仅做了根管治疗，还做了瓷冠保护，最终完成了整个治疗过程，也得到患者的肯定和好评。这个典型病例，我用论文的形式提交，刊载于当年的《华西口腔医学》杂志上。

有人问：牙痛急诊处理后，是否可以不再复诊？

我说过了，当下许多牙病患者都是实在痛得不能再忍了，才上牙医那里求助。许多时候，对于牙痛的应急处理是十分有效的，如急性牙髓炎的开髓引流、慢性牙髓炎的失活处理等。很多常见的牙病，往往都能经过一次处理就可止痛，但是，治疗并未完成，必须复诊多次。可是，部分患者就是不信邪。明明医生告诫"下次复诊时间不可忘记"，可就是有不少的患者把医生的话当成"耳边风"。你说你的，我行我素，还给出诸多借口，什么工作忙啦，什么出差了呀，什么家务纠缠啦……总之，不遵医嘱，原因很简单：牙齿不痛了！

这里我再讲个故事。

我的老岳父，1978年连续几次发现"无痛性血尿"，很多人都说是上"火"了，吃几剂药清下热就可以了。可是，我却不依不饶地将他"押"到了华西医院（附一院）泌尿外科。大专家邓显昭教授听完病史，二话没说就让先做个膀胱镜检查。一查，膀胱癌！立即收入住院。经专家组精心讨论，做出了"切除肿瘤，保留膀胱"的手术方案。手术成功，是我将切下来的病变组织交给病理科的。病理结果示"膀胱癌3级、未穿破浆膜层"（即尚未到癌患"穿出膀胱外"的程度）。术后，老人正常生活了26年，95岁过世，癌症全无复发。

另有一患者却没有这样幸运。我在原西昌县人民医院工作时，曾认识一位50多岁患膀胱癌的熊师傅，他则拒绝手术，还自行试用了许多民间的单方。可是熊师傅的病情还是每况愈下，不到3年，就因癌细胞大范围转移而去世了。

两个患者，同一疾病，因治疗方法不同，结果完全不同！当然，这不同于牙病，但性质却完全一样。因为，许多拒绝再上医院的牙病患者，最后患牙都是被迫拔除了的，这虽未波及人的生命，但就牙齿而言，被拔除的实质，就是宣判牙的"死刑"！

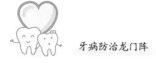
因此，再次强调：有资质的牙医给出的医嘱，绝非戏言，为了自己牙齿的健康，请尊重并执行。

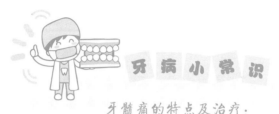

牙髓痛的特点及治疗：

（1）有一个从轻到重的发展过程。

（2）从激发痛到自发痛。

（3）不能定位。

（4）经牙髓治疗后，患牙需做牙冠修复，以免破裂。

以上四点是我的忠告，也是教给大家判断牙痛程度的常识，请大家务必记住。若遇类似情况，自己心里要有个明确的判断，避免盲目就诊。

二、牙病的"警报"系统

警报，即为报警的通知或信号，这里我们借用该词，来说说牙病的各种预报，但愿能真正引起你的重视！

1. 牙病警报一：无痛性出血

20世纪80年代，我曾写过关于牙病防治方面的"豆腐干"科普文章，发表在当时《成都晚报》的副刊上，标题是《警惕，苹果上的血迹》，收效并不理想。近年来，电视的健康教育节目也常常提到这个问题，可是仍然有不少人忽视它！

在国人的传统思维中，有一种牙病叫"火牙"，其"依据"是：当身体内"上火"时，牙齿便出现红肿和疼痛。

其实，这是危害牙齿健康的元凶之一——慢性牙周炎（本书也称为

"牙周炎）所致。

牙周炎，是由口腔内的有害细菌所聚集而成的牙菌斑的各种代谢产物，破坏牙周组织所造成的结果。它的早期仅仅在牙齿周围极表浅的牙龈区出现红肿，患者基本没有察觉，只在刷牙或一些刺激牙龈的啃咬中诱发出血，比如啃苹果时出现的血迹。因它的出血量少，又无疼痛，绝大多数人都会漠然视之，大不了去买支药物牙膏罢了。过几天，牙不出血了，也就"解除警报"，置之不理了！

其实，用药物牙膏刷牙仅仅是在"治标"，而非"治本"！因为牙菌斑是无时无刻不存在于牙面和牙周组织中的，要"治本"，就非得清除牙周组织中的牙菌斑和由这菌斑所形成的牙结石，方可较为彻底地治疗这发炎的牙龈。

从图1-15可知，牙齿的周围，在牙龈和牙齿之间生理性地存在着一条"小沟"，医学名字叫"牙龈沟"。这牙龈沟，在健康状况下具有一定量的"龈沟液"，液体中存在着具有消灭细菌的免疫球蛋白。在少量细菌侵入的前提下，龈沟液是可以消灭它们的，进而维护着牙龈沟的健康。

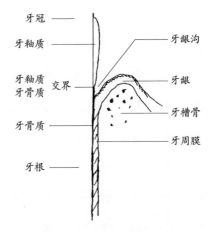

图1-15 牙龈沟放大图示

可是，一旦侵入的细菌数量太大，在口腔保健措施又不到位的情况下，牙菌斑就可能发生钙化而形成牙结石，并紧紧地附着在牙齿表面和牙龈沟里。牙结石，是以钙为主体，含有多种有害化学成分的极为复杂的一种硬性组织，它一旦出现，便会改变正常牙龈沟内的免疫系统，让牙龈发炎，进而出现牙龈的红肿和出血，并一步步地加深牙龈沟，形成"牙周袋"，所以仅仅使用药物牙膏来处理牙龈出血，是远远不够的保

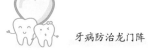

健行为。

慢性牙周炎最令人讨厌的特点之一是：它在早、中期完全是隐匿的，从牙龈开始出血算起，牙龈沟逐步被破坏、形成牙周袋并不断加深，一步步向着深层破坏牙齿和牙槽骨连接，直至完全失去骨组织的支撑。这个过程可以维持很多年，甚至期间也可能不再出血，让患者误以为牙齿没有问题了，直到晚期，牙齿开始松动，牙龈脓肿，发生疼痛，患者才被迫上医院！殊不知，这时上医院，已为时太晚，连"神仙"都无能为力了！因为，被破坏了的牙周组织，是很难再生修复的！

最为严重的是，一旦牙周袋已经形成，袋内的细菌代谢产物毒性较高，它们会随着血液循环遍布全身，据研究，牙周炎的代谢产物是糖尿病，类风湿性关节炎，心、脑血管变性等等较为严重疾患的致病因素之一。

说到这里，这种无痛性牙龈出血的"警报"，应该引起大家足够的重视了吧？

2. 牙病警报二：冷热酸甜不适

这里，只是在说"报警"，即不适，而非疼痛，仅仅是有感而已。正常健康的牙齿，对于进入口内的所有食物，均是没有抵触的，无论冷热、软硬、酸甜，都可以随心搞定。正因为此，随意进食方才是乐事一桩。一旦食物进嘴后有不适之感，可以肯定地说：你的牙齿（或口腔黏膜）一定是有了问题！这绝非无稽之谈。

（1）中期以上的龋病。龋病（虫牙）是牙病的第一高发疾病，人群的患病率不低于60%（儿童更高些）。这种疾病的早期是没有任何自我感觉的，大不了有些塞牙现象发生（"塞牙"本身就是牙病的一种前兆，但大多数人都不会在意），而且，它的发生没有年龄限制，可发生在任何年龄。在对食物刺激有感之后，若仍不在意，便可进一步发展为对刺激的敏感（即不适加重），而且，这种感觉会一步步加重，最终迫使你上牙医处诊断与治疗。

中期龋病的治疗是十分简单的事：去除龋坏组织，保护牙髓并做永久的充填处理，便可万事方休。花时不多，费用不高。可一旦进一步发展而破坏到牙髓，便会出现疼痛，这时治疗起来，也许就不再是极简单的事了！

（2）牙颈部的楔状缺损。这是由不规范的刷牙所致的牙颈部的自我损伤，多发生于成年人，以中老年者居多。这种损害的发展也是十分缓慢的，可持续多年，受损的牙齿也可能不止一颗而是好几颗，有甚者，受损牙竟有十多颗。受害的程度也不大一致，有的较重，有的较轻，一般用右手刷牙者，左侧牙受损较重（用左手刷牙者则相反），这是因为刷牙的力度和程度的不同所致。只要受损处尚未到达牙髓，医生都可能一次性给你处理得十分妥帖。一个小注意是：有时损伤太浅，患者又不接受钻牙，补牙后，补牙材料可能脱落。不过这不是问题，重新再补就是。许多医院都有惯例，一定时期内，这种重补是不花钱的。

临床上还常常遇到"马大哈"类型的患者，好几颗牙都被牙刷刷破了，甚至发生了横断、脓肿之后方才上医院。这类患者，但愿今后尽量少出现，最好是别再出现。随着对牙病认识的提高，"爱护自己的牙齿"这一理念也应能进一步扩大，这才是口腔保健宣教工作的首要任务之一。

（3）隐裂。前面已经说了，"隐裂"只有到了中期以后方有症状。症状之一，便是患牙对冷、热、酸、甜的不适感和咀嚼时的疼痛。

（4）慢性牙周炎。只有到了该病晚期，方可出现上述症状，而症状一旦出现，说明你的患牙已经被破坏得相当严重了。

（5）高度磨耗。"磨耗"一词在牙科中，说的是牙齿因长期咀嚼，表面一层牙釉质已经被食物所磨去（这是一种生理性的被磨除），让下层较软的牙本质组织暴露在口腔中，此时，便可出现不适感。

对这种因磨耗而出现的问题有时处理起来相当的困难。高度磨耗，多发生在老年人，此时，因长期的慢性磨耗，让他们的上下颌关系发生了变化，口腔医学称之为"深覆𬌗"：因为每颗牙都被磨得很短，致使上下颌之间的距离也变得很"短"，面部下份的高度，也明显缩短。这

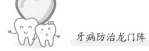

种咬合关系是很难纠正的。

个别牙的高度磨耗，可能是因咬合习惯所致（如单侧咀嚼、习惯性的某区域咀嚼等），相对来说，这种情况处理起来要简单些。可采取的措施甚至有时仅仅是涂些脱敏材料，或适当地补上些补牙材料便可改善。全口的高度磨耗，则常常会为了纠正其咬合关系而不得不给患者做上咬合垫，用以增加缩短了的牙颌之间的高度，改善深覆𬌗状态。目的是用以预防或治疗已经出现的颞下颌关节功能病变。因为这是人工性的被动升高了咬合关系，患者在适应上常常出现麻烦——"我不会咬东西了！"这也是最常听到的反馈意见。因出现此种情况多为老年人，耐心细致的引导工作是非常重要的。另一措施是，建议医生首先设计活动的塑胶咬合垫，这样修改起来比较方便，直到患者能适应升高了的咬合关系，再考虑做永久性的咬合垫修复。就我的临床经验看，很大一部分患者，还是可以适应被升高的咬合关系的。对部分以失败而告终的患者，多数是因为他们口腔长期的深覆𬌗关系，导致了其颞下颌关节出现改变，使关节间的动度减少，以致再不能适应升高了的咬合关系了。

3. 牙病警报三：咬合无力

这一警报常常不仅仅是在提示我们：牙冠部分有些问题（即上面所言的龋病、隐裂、楔状缺损等），还可能在提示我们：牙根也有病变。

有时患者因牙髓并未因急性炎症而疼痛剧烈，错过了上医院的最佳时机。而在牙髓慢性坏死之后，牙根尖周围会发生炎症，这种"咬合无力"的警报就是在提示：牙根尖出了问题！这种警报如能引起患者的注意，便可及时提醒医生到牙根部位去寻找问题。拍牙片，是第一位的检查方法，只有在牙片上，才可能较清晰准确地指示出牙根的病变。有时，如常规牙片仍不能确定病因，尚需做进一步检查。当前有一种叫作"CBCT"（锥状束CT）的检查方法，可以更进一步地发现牙根尖问题，帮助医生分析病变性质。

一旦确定是根尖病变，做牙齿的根管治疗，是改善根尖病变的唯一有效方法（注意：是"唯一"而不是"之一"！）。

另一种咬合无力，可能出现在已经治疗过的牙齿上（如补牙、干髓术、根管治疗、牙冠修复或者种植牙之后）。这时，就需仔细分析"咬合无力"的原因，只要治疗是完善的，症状是有可能自动缓解的。若存在着治疗的缺陷，则只有再次更完善地治疗（称为"根管再治疗"），方可缓解症状。

必须再次提醒：有时，咬合无力也是"隐裂"发生后的症状进展之一，如果患者叙述有此症状，医生一定要想到这种问题存在的可能性。

4. 牙病警报四：牙齿发酸

这一警报类同于"警报二"，即当牙齿受到风吹，或突然接触到较硬、过冷、过热的食物时，有不舒服的感觉。这是牙齿不同于身体其他任何部分的特殊感觉，其来源于牙本质小管的特殊神经末梢。所以，一旦出现这种只有牙齿才有的特殊"发酸"感觉时，建议患者还是上专业牙医处看看。绝大多数情况下，有此感觉，都是牙病的预兆之一。

5. 牙病警报五：咸、辣、痛感或有痛性出血

在这之前，我说的都是牙齿的各种问题，这里也说说口腔黏膜的问题。

口腔黏膜，包括了舌头、颚部、颊部、唇部和牙龈组织，它们均是由与皮肤不同的上皮组织所覆盖着的下层软组织所组成。特点之一是：表面无角化层，对化学物质相当敏感。

正常情况下，它们对常规的食物只有温度与接触的感觉，是不会出现痛感的。当对咸、辣等带刺激性的食物有痛感时，常常提示着口腔黏膜已经出现了一定的病变。

最通常出现的黏膜病变是：外伤性溃疡、牙咬伤、阿弗他溃疡、黏膜白斑或红斑、扁平苔藓、裂纹舌等等。当然，也存在着具有癌变可能的顽固性溃疡，或已经发生的癌变性溃疡。

绝大多数情况，这类痛感都是由于黏膜表面的破溃所造成的，是完全可以治愈的良性损害，一旦发生，不必紧张，让医生给予恰当的处理和治疗，不多久便会恢复。

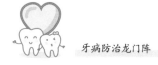

2016年，我遇到一例下牙龈深度溃疡的中年男性患者，就是顽固性的下颌深度溃疡，他曾在自家附近的普通诊所就诊时被诊断为"口腔癌症"，当时差点被吓得半死。后辗转找到我。经过仔细检查后发现，他一侧的下颌智齿缺失，相对的上颌第三磨牙向下伸长得很多，深深地咬在下颌的牙龈上，形成了一个较大的溃疡区，常常都会出血并有痛感。因病史较长，为了不误诊，我建议他到华西口腔医院去做个"活检"（活体组织病理检查），并尽快拔除这颗咬伤他自己牙龈的牙齿，还一再给他说明，现在就诊断为"口腔癌症"证据不足，待检查后再看吧。结果，他去活检未见癌细胞，仅仅是炎症。在拔除那颗牙后一个月，溃疡就慢慢地消炎与好转了。当然，这仅仅是个个案。许多顽固性溃疡的确是癌变的前兆之一，如有发生，切不可大意。

民间有句俗语："早知三日事，世上无穷人。"这就说明了重视"警报"的重要性。上面给大家列出了牙病的五大警报，此五大预警，包括了牙病95%以上的预警。只要你是有心人，对自己的口腔健康足够重视，它一定会成为你发现口腔问题的好助手。

三、牙痛的罪魁祸首有哪些

大凡经历过牙痛的患者，都会对那撕心裂肺般的疼痛记忆深刻。对于"牙痛不是病，痛死无人问"的古训会有更深刻的理解与体会。而国内于1917年首创的"华西协合大学牙学院"，从建立起，它就悄悄地将这句古训稍作改动，变成了"牙痛就是病，痛了有人问"。"未痛先防"，就是避免在遇到类似病患时落入撕心的剧痛之中。

牙齿的结构是外硬内软，牙釉质、牙本质在外层，牙髓组织在内层。我们知道，若身体的其他部位有发炎，发炎的肿胀可以通过相邻的软组织（皮下组织和其他结缔组织）发生扩张而相对缓解渗出液对神经的压迫，使疼痛不至于撕心裂肺。可是，牙髓发炎出现的渗出与肿胀，却因牙齿外层硬组织的包裹而不能扩张性地减压，故对牙髓神经的压力会相对持续和加重。加之牙髓神经的特性——属无髓鞘的C类纤维，在传导疼痛感觉时，电脉冲（生物电）会向相邻区域扩散，造成"一颗牙痛，半边脸都波及"，以致让患者痛不可耐，喊爹叫娘。下面我们来看看哪些是牙痛的罪魁祸首？

1. 急性牙髓炎

急性牙髓炎仅仅是导致牙痛的一种病因，它主要分为两大类型：浆液性牙髓炎和化脓性牙髓炎。前者是牙髓组织尚未坏死或只有极少部分坏死，在受到冷、热、酸、甜的刺激时，牙髓神经会以持续的疼痛来表达；后者是牙髓组织已有较多坏死，产生了脓液，此时，对热刺激特别敏感，相对冷的环境反而可以缓解疼痛。以至于为了止痛，常见患者拿着一瓶冷水带到医院，不时地更换着口中的水，以达到暂时缓解牙疼痛的目的，甚至还有患者提着一袋冰糕上医院的事发生。

可能引起急性牙髓炎的牙病，有以下三种：

（1）龋病（虫牙）。因为牙冠破坏，让保护牙髓的硬组织出现破洞，感染便可一步步深达牙髓，引起剧痛。

（2）牙冠隐裂与劈裂。因咬合力的不当，发生在牙冠上的裂纹，称为"牙冠隐裂"，这裂纹也可一步步发展到牙髓腔，引发急性牙髓炎；或者一次突发暴力（不注意咬到硬物，如砂粒、骨屑等）将已有裂纹的牙冠咬坏，出现劈裂，进而引发急性牙髓炎发生。

（3）逆行性牙髓炎。因为牙周组织的破坏严重，从牙根的侧面直达根尖区，再从根尖孔逆行向上引起牙髓的感染发炎。此时，常常并发牙根周围发炎，牙医称为"根尖周围炎"，它疼起来与急性牙髓炎不同，有经验的牙医是可以鉴别诊断与处理的。

这类疼痛，对患者来说是非常剧烈与难忍的，可是，对牙医来说，止痛却是很简单的：只需找准患牙，让牙髓与口腔相通联，将压迫神经的脓液、血液及渗出物引流出患牙，疼痛便可立即缓解！让患牙与外界相通有以下两种办法：在没有龋洞时，需从患牙的顶部，用牙钻开通一个通道，直达牙髓腔；另一种是有龋洞的存在，因病损已经接近牙髓腔，有时只要找准最深点，用牙科探针轻轻一刺，便可达到引流的目的。

一旦急性疼痛缓解，患牙必须接受进一步的牙髓治疗（又称"根管治疗"或"干髓治疗"）。经过治疗的牙齿，较之有正常牙髓的牙齿更脆弱（死髓牙），容易发生牙冠的破裂。为保护它能行使正常的咬合功能，多数情况下，应做人工牙冠保护，以免破裂。

2. 慢性牙髓炎

这是牙髓发炎的另一个类型，发生的原因与上面相同。不同的是这一情况发生的感染力度相对较低，未出现全牙髓的发炎与坏死的急性炎症，而是牙髓的一部分发生炎症，一般不会发生剧烈的患牙"自发痛"（即不受到外界刺激时也会发生的疼痛），而是出现一种叫作"激发痛"的疼痛。该类型疼痛，仅在咬硬物或有冷、热、酸、甜刺激时发生，时间短暂（以秒或分计算），一旦撤除刺激，疼痛便可很快止住。这种痛，有时在不转变为急性时，患者可长期不上医院，而是被迫用另一侧牙齿进食，直到疼痛更为剧烈，甚至使患者面部都出现了明显的不对称时，方才上医院。

对年龄较小的患者，有时因慢性炎症的长期存在，甚至可出现牙髓息肉填满在龋洞之中。当然，牙髓息肉应在临床上和牙龈息肉相鉴别，以便做出合理的治疗，不过，这是牙医的职责，患者就不必去细分了。

慢性牙髓炎的治疗和急性牙髓炎相同，必须去除坏死的牙髓后，再做根管治疗。

3. 根尖周围炎

民间有俗语，"脚杆越痛越短，牙齿越痛越长"。

根尖周围炎也可分为急性与慢性两大类型，而且，慢性炎症也可转换为急性炎症。

（1）急性根尖周围炎。由于牙髓或牙周的感染而引起的牙根尖区域的骨组织发炎（局限性颌骨骨髓炎），因为这种感染的范围更多的是局限在牙根尖的周围，故一般就用"根尖周围炎"这个名称。当然，也有由于根尖周围炎而导致的颌骨大范围发炎，甚至颌骨大范围坏死的病例存在，这里就不深加说明了。

由于根尖周围的急性炎症，牙齿常有"浮动感"出现，闭口时，首先碰撞到患牙，引发剧痛，不敢闭口，从而让患者感到"牙齿伸长了"，大概这就是"牙齿越痛越长"的由来。

急性根尖周围炎的疼痛，与急性牙髓炎的疼痛大不相同。不同点之一：可以准确定位，患者可自己给医生指出"这颗牙咬着痛"。不同点之二：这种疼痛不向对颌放射，一般不至于引发"半边脸痛"。不同点之三：它的自发痛出现较少，多半是激发痛（碰触痛）性质。对于医生来说，诊断的准确性高，一般误诊率低。

（2）慢性根尖周围炎。这一类型在临床上发生率相当高，原因有四点：①由慢性牙髓炎发展而来。②由牙周破坏发展而来。③由外伤后的后遗问题发展而来。④由不完善的牙髓治疗遗留而来。

当今医学的发展，已对相当多的炎症有药物可以治疗。就根尖周围炎而言，抗厌氧菌的"硝唑"类药物就有一定的疗效，如甲硝唑、替硝唑、奥硝唑等等。有时，患者也会因服用了这类药物控制了急性炎症，而进入慢性期的。

慢性根尖周围炎的疼痛特点和急性根尖周围炎不同，患者常常在不咬合时完全没有症状，仅仅在咬合时才出现某颗牙的不适（疼痛不重），一旦不咬合了，痛也止住了。多数患者因此而很长时间不上医院，有时，直到另一侧牙也出现问题，才被动求医。

慢性根尖周围炎的治疗，与急性根尖周围炎相同。

4. 楔状缺损

这是一种典型的由患者自己刷牙不慎造成的牙齿损伤而导致的牙痛。所谓"不慎"是指不正确的刷牙方法：因硬毛牙刷、横着用力刷牙。本来，刷牙是要清除牙面的牙菌斑，无论牙刷的毛质有多软，总有一定的强度，如果使用方法不正确，很可能损伤牙齿的颈部。在牙齿颈部这里，由于牙釉质与牙骨质接触相交，恰好出现一个薄弱区，如果长期横着刷牙，牙刷就不再是"牙刷"，而成了一把"锉子"——每天两

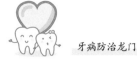

次用力地去锉牙齿，天长日久，牙颈部就会被锉伤，继而发生牙髓炎、根尖周围炎类疾病，出现牙痛。

当然，多数发生楔状缺损的患者，都有一个发展的过程。受了伤的牙齿，开始仅仅是在有冷、热、酸、甜的刺激下才"发酸"（成都人叫"痠牙"），逼迫患者停止食用这类食物。如果此时能上医院，医生只需不复杂的手术操作，便可为患者消除病痛，并指导其正确刷牙，不再损坏它们。可是，就有不少的患者"明知山有虎，偏往虎山行"，直到牙齿都被刷断了，牙髓都暴露出来了，甚至已经坏死，根尖区的瘘管出现了，才上医院。这时的治疗，就麻烦多了——牙髓治疗—根管治疗—根管充填—根管桩的使用—人工牙冠加固。治疗周期与治疗费用都会大大增加！因此，牙医的观点一直是：早治比晚治好，晚治比不治好！但愿，这些忠告能打动患者的心。

5. 可引发牙痛的其他问题

（1）牙隐裂。我在前面的文章中，特别提到了一位患者因牙隐裂而被误诊的病例，这种情况也是目前临床可能遇到较多的牙痛原因之一。牙隐裂是由于咬合力不平衡或不经意间用力咬到硬物后引发的牙齿破裂，它可再进一步发展成牙髓炎症，成为导致牙痛的典型病例之一。因为牙髓炎有自发痛和不能定位的特点，加之牙隐裂的特点——隐蔽、不易发现（有时，这种裂口因染色而较为明显），故偶尔会给医生和患者带来麻烦。不过，绝大部分的牙隐裂在仔细检查与分析后，是可以做出诊断的。（图1-16）

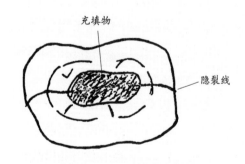

图1-16 牙齿隐裂示意图

（2）三叉神经痛。这是患者极易被蒙蔽的牙痛之一！我曾遇到过在其他医院被拔除多颗牙后，疼痛仍在继续，最后被确诊是三叉神经痛的病例。

牙痛是因牙髓或牙根尖发炎，经牙神经传导后，激活大脑中相应的神经细胞，使人感觉到的疼痛；三叉神经痛却恰好相反：它是神经变性、自发的传递疼痛而波及牙齿的"逆向疼痛"！

我们知道，头面部（包括牙齿）的感觉神经主要是三叉神经，它的范围，是从头顶到下颌下缘、颈上份这个区域分为：眼支、上颌支和下颌支。其中，上、下颌支最易发生病变而出现自发性的剧痛。它的疼痛特点是：撕裂性的剧痛，极为短暂，一般以秒计时，剧痛常常在几秒内停止。疼痛可在这一支的整个范围内出现，具有放射性。有时，可找到引发这一疼痛的具体点位，口腔医学称它为"扳机点"（借用枪械的扳机来形容）。如无意地触及这一点，便会发生剧痛，而这种痛，又常常表现在牙齿上。患者可能会十分肯定地告诉你：某颗牙痛，必须拔去！许多基层医生对这一疾病没有更多的诊断知识，便依照患者的意思，拔去这颗牙，并误以为给患者解决了问题。殊不知，过几天后，患者又会诉说另一颗牙剧痛，再次要求拔牙！以至于多次拔牙未果来上级医院求诊时，方知这都是误诊！原来，疼痛的原因是神经的变性所致，被拔掉的多颗好牙都是被冤枉的！

三叉神经痛，是一种非常惨烈的疼痛，至今虽相关学说众多，但均未找到神经变性的具体原因，现仍是口腔医学的一个巨大难题！近期，有研究指出：颅内的肿瘤，可能压迫该神经在颅内的主干引起疼痛，切除肿瘤后，可治愈该疼痛。也有报告认为可能是颅内血管压迫神经引起疼痛，只需将这种压迫解除，便可止痛。至于其他原因，就有待进一步研究了。

我要提示的是：一旦出现剧烈的牙痛，又不能确定病变牙时，应首先想到这一疾病，并寻求正规的医院治疗。

（3）心绞痛。当前，人们对心血管疾病的认识，已较从前有了长足的进步。心血管系统疾病，是会危及老年人甚至成年人生命的极为严重的疾病之一。

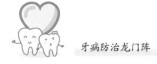

当典型的心绞痛发生时，除了心前区有压迫感之外，疼痛可以放射到身体的其他部位，最典型的是放射到左臂内侧（尺侧）直到小手指。近年来发现，除了放射到本区外，其他部位如肩、背、上腹等均有可能。最讨厌的是，不典型的心绞痛，有时会放射到下颌牙齿，在冠脉血流受阻时，疼痛首先出现在下颌的牙齿上！以至于在口腔门诊，也可能遇到心绞痛的患者就诊！当然，配合仔细的问诊和观察，大多是可以排除牙源性疼痛的，但对于极少数粗心的牙医来说，则完全可能耽误病情。因此，面对下颌牙齿痛的老年患者，在观察到他有心绞痛的其他症状时，请务必急诊转入正规的医院，切不可延误最佳的抢救时间！

（4）硬膜下血肿。这是我亲自遇到的一位患者——我的同学老张（化名）。2011年，老张到华西口腔医院门诊找到我，诉说牙痛，经我仔细检查并拍了牙片后，并未发现他所言及的牙痛原因，并感觉到他的言谈不是很正常，遂再仔细地询问其病史。陪同来的老张儿媳妇告知了我一件极不起眼的小事：前几天，老张在回家的路上，头部不慎撞在树上，当时，只是眼前黑了不到一分钟，并无意识丧失、呕吐和其他不适。第二天便出现牙痛，虽不剧烈，但总感到牙在痛。这一病史，引起我高度警惕，建议他立即到华西医院神经外科就诊。诊断结果为：硬膜下血肿！好在仅有几毫升出血，且局限在硬膜下，未波及大脑。老张在华西医院做了个小手术，抽去积血，牙痛自然缓解。至今这位老张同学还常在口头提起："真想不到牙痛竟是'脑壳里面'出了问题，幸好你提醒！"

（5）牙髓结石和牙中牙。这是我亲历的另一个小概率病例。

牙髓结石：因为牙髓是软组织，在不特定的原因之下（具体原因至今不详）在牙髓腔内可能会有结石出现，一般很小，没有任何症状，较大的牙髓结石有可能在头快速摆动时，因移位而引发牙痛，但疼痛都极为短暂，一般不会引起患者的重视。更多的是在需要打开牙髓腔时，意外地发现牙髓结石的存在。有时也可在高质量的牙片上发现它。因症状不明显，临床多不做处理。

"牙中牙"的例子就更少了，我仅遇到过一例。

2011年，有一位25岁的小青年，右侧牙痛，有阵发和自发性的特点，但不是非常剧烈。次日为其拍牙片，片上可见右上第八颗牙中，有巨大的钙化影像存在，且第八颗牙发育不全，根短小。小青年自述无拔牙史，我诊断为右上第八颗牙牙髓结石，给了点止痛药，未做牙科处理（再观察中）。第三天，她在母亲陪同下再次复诊，说昨晚牙疼痛剧烈，止痛药无效，要求拔除这颗牙。因牙片确有异常，症状又较重，患者和家长都要求拔牙，我就同意手术。她签字后，患牙拔除。检查拔下的牙齿，我惊奇地发现，这是一颗"牙中牙"——第八颗磨牙包裹住一颗多生牙！造成两颗牙都发育不完善。第八颗牙较小（只有正常的1/3大小）且这颗的远中面（后面）暴露着一个破口，可直接看见被包裹着的牙（未拔下时，因牙龈覆盖，看不见破口）。正是因为有这个破口，才造成第八颗牙的牙髓性疼痛。

经查资料，到2017年为止，尚无后牙"牙中牙"的报告，只有几例门牙这类的畸形报告。这一稀缺的病例，当时成了我诊断室的大新闻！经患者和家长同意，至今，这颗"宝贝牙"还在我的陈列室里保存着。（图1-17）

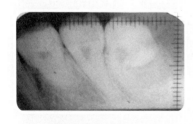
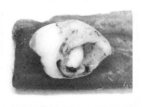
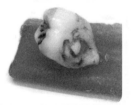

a.牙中牙（注意最后一颗牙　　　b.牙中牙的不同角度　　　c.牙中牙的不同角度
　齿内的钙化影像）

图1-17　牙中牙

（6）肿瘤。包括良性和恶性两个大类，这里主要指的是良性肿瘤。人的面部发育很奇特，在皮下组织中，具有密如细网般的各种管道

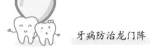

系统在运行，包括：动脉血管、静脉血管、淋巴管等。这些管道各自独立运行，行使着自己的功能，为人类健康"尽职守则"。可是，由于尚不知晓的某些原因，它们可能出现渗漏，甚至出现小的破口，于是，管道里面运行的液体便可渗出在组织中，由少变多，慢慢地出现可见的包块，从而引起人们的注意。这些包含着体液的包块，被称为"血管瘤"或"淋巴管瘤"，可发生在头面的任何部位，甚至在颌骨之中。

20世纪70年代，我当时在西昌县人民医院工作，有一个病例至今难忘！它就是一个颌骨内的血管瘤所致牙痛的病例。

患儿钱某，十二三岁，男孩。因牙痛引起面部肿大，由其父带来就诊。检查发现，右下六龄牙的相应牙龈上，有个胡豆大小的包块，有波动感，牙齿有1～2度松动，立即被诊断为"根尖周囊肿伴感染"，应做脓肿的切开引流，以利消炎。当时，口腔科就我一个医生，没有护士。于是，我在一片忙乱中准备手术刀、引流条、手套等，为了安全还准备了缝针、缝线。消毒后，我拿着手术刀正要切开，一个声音在耳边响起——回学校进修时，姚恒瑞老师（华西口腔医院颌面外科的大专家）特别提醒——凡是要切开的包块，切开前，务必首先需要穿刺，看看内容物是什么。正是这一提醒，阻止了我动刀。我用空针回抽，竟然是全血！立即补充拍片，显示患儿颌骨内有一团2 cm×3 cm大小的暗影，在六龄牙的根尖区和牙根相连。修正诊断为"右下颌骨内血管瘤伴感染"，随即转到华西口腔医院手术。对这种病例的治疗方法是：拔除患牙，结扎血管，并彻底刮治血管瘤的囊壁，碘仿纱条填入和抗感染（还要预防手术引起的病理性骨折）。这绝不是我一个青年医生，在没有助手、没有设备的条件下所能承担的！

一念之差，差一点惹下大祸！之所以没有跌入深渊，全靠老师的教诲！我在以后的医生生涯中，虽有几次遇到类似的病例，都记不太清了，唯有这次单枪匹马几乎酿成大错的经历，让人不忘！

（7）外伤。在人的一生中，出现各种意外摔伤，或交通事故、工伤事故的可能性是存在的。因不慎外伤，撞击到牙齿，则可能导致牙折、松动、脱落，或事后的牙痛。只要认真询问患者病史，仔细检查，是不难确诊的。唯一应注意的是：发生在牙根下部的折断，此时牙可以不松动，牙片也可能不清楚，受伤当时，患者也不至感到很痛。对此类病例较为正确的处理是：暂时不处理，观察它的发展，过一段时期再拍片确诊。有时，在牙受伤后很久，才可能诊断出"根折"这一损害。

（8）根尖周囊肿。谁都知道，人体内布满了血管网，用以供给各器官和组织的氧气和营养，新陈代谢方可得以运行。

可是，这个血管网有时也会带来麻烦（全身其他问题不做探讨）。比如，一个极为细小的皮肤疖疮或者牙周的感染，都有可能让细菌从患处进入血管，再随血液流动分布到全身。有时，这些细菌可以附着在牙齿的根尖区（血源性根尖周囊肿）慢慢地生长，破坏着根尖骨质。因其破坏力度较小，机体的防御系统会对它们做出反应，用一层层的纤维组织膜，将它们包裹起来。在人们没有任何感觉的前提下，悄悄地在根尖区形成一个囊肿区域，直到这病变比较大了，才可能让这颗病变牙出现症状——松动或咬合不适。这种病变也不难诊断：一张牙片，便可清楚地看见它们的存在与其所破坏的范围。

具体治疗要看其破坏程度而定。囊肿较小时，可用根管治疗的方法，也可根管治疗外加囊肿刮治，还可拔除患牙刮除囊肿。究竟选啥方法，必须以临床诊断为准。

6. 牙周炎

前面多次提到由牙周炎症所致的逆行性牙髓炎，可引发牙齿的剧痛，这里我们将谈谈牙周炎。

牙周疾病有多种，口腔医学将牙周疾病划分得很细，这里先简单介绍其中破坏力度最大的疾病——慢性牙周炎。

我多次说过，慢性牙周炎的早、中期病患完全是隐匿的，患者自己几乎感觉不到牙痛的发生。它的病变主要是一种慢性炎症，不断地、持续地破坏牙齿的固位和支持组织——牙槽骨。慢性牙周炎的早、中期一般只有牙龈的红肿、无痛性出血，有时伴有口臭等症状，常常不会引

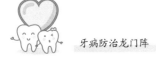

起患者的注意与重视。直到晚期，牙槽骨已被完全破坏，牙齿仅仅是植于牙槽窝中的肉芽组织之中。如果此时发生感染，与牙髓相通，就会出现牙齿的剧痛（也有患者完全无疼痛发生，直到病牙松动、脱落的病例）。牙龈脓肿、松动、疼痛，牙片显示牙周骨质被高度破坏，是诊断这个疾病的必要参考。一旦已进入牙周炎的晚期，当前口腔医学尚无"灵丹妙药"可以"起死回生"。原因是：牙槽骨的再生极为困难，特别在有炎症的情况下，几无可能，因此对待这种状况，医生总是想尽办法，给患者消炎和止痛，抱着尽可能维持的态度治疗。今后，是否会有新的材料与方法来帮助晚期牙周炎性牙槽骨的再生，从而挽救晚期的破坏牙，就只有等待了！

当前，已有治疗牙周炎的方法如，常规洁牙、深层洁刮治、翻瓣刮治、牙周再生膜的植入、自体骨移植、人工骨植入、牙龈转瓣术、牙髓牙周联合治疗……都只对牙周炎中期以前的破坏有效（牙周炎中期的诊断是：牙槽骨的破坏不超过根长度的2/3，如已达4/5，就是进入晚期了）。

至此，我想再次告诫患者们：正确刷牙，做好牙齿邻面的清洁，是预防慢性牙周炎的唯一有效方法！请千万别当耳边风，一笑置之！

四、牙不痛，是否应该看牙医

这是个十分难于回答的问题，因为问题的回答，包含了对"是"与"否"两种对立意见的选择。

先说"是"吧。

本书在前言中，就一再强调：牙病是一种慢性病，多数人都认为它不危及生命，因此重视程度较低，只有在痛得不能忍耐了，或实在不能吃东西了，才去找牙医。而出现这些情况的时候，又往往都是牙病的晚期，治疗起来十分麻烦，甚至最终不得不拔去病牙。在前文里，我说了牙病的几种预警信号，提示：你该找牙医了。可是，不少人对这些预警也不重视，直到痛得"呼天抢地"了，才去找牙医，这已经是一个明显的治病误区了!

因此,我们对本节开头的问题的回答说:是!口腔医学建议:在毫无症状时,定期地去找牙医,为患者做保健检查,并处理一些早期的问题,这才是正确的护牙观。这样花时不多,处理不难,而且效果还不错。唯一的麻烦,就是你必须在心里记着:何时又该看牙医了。特别是对于易患"虫牙"和"火牙"的人群,这个观念是必须树立的!那怎么才知道自己是属于这个范畴的人群呢?这就得足够留心牙病的警报,它其实一直在提醒着你。

请注意,此文的目的是要告诉大家:没有任何警报拉响时,你也仍然应该定期找牙医!这是个目前在国内、国际都得到公认的,爱护自己牙齿的正确方法。可仍有很多人会问:"牙不痛,为啥要找牙医?"其实,此时去找牙医只是一种预防,是一种"治未病"或"大病早治"的行为:为患者早发现问题,早期处理问题,以免拖到最后,不能治疗的境地。

可喜的是,当前已经有了牙病意识较强的人群,他们正在执行着牙医的忠告:定期保健检查口腔问题。比如:医生认为,怀孕时,如有较严重的牙病发生,可能影响到胎儿的发育,也会给孕妇带来较大痛苦。因此,我们一直在宣传:孕前的口腔检查很重要,提前为患者处理隐患,让患者孕期平安。

这里特别要提到三个问题:①智齿生长不正常(通常所说的"阻生牙")。②晚期牙周病。③青春期牙龈炎。这三种疾病都是常见病。怀孕前先做牙病预防,是有百利而无一害的(当然,孕前检查是全身性的,这里只说口腔问题)。

我们推荐的口腔检查是:

● 儿童每半年检查一次;18岁左右应做智齿检查,如有问题,应尽早拔除智齿;成人每一年检查一次。

● 对有牙周病倾向的人群应该每年至少做一次洁牙,以防止牙周组织被破坏。

● 对好发龋病的人群,应该每年做一次防龋药物涂布。

再来说说"否"。

这个提法，让我十分忧虑，因为它不符合当前的主流认识，可是事实的确是存在的。我以尊重事实为出发点，方才有了这"否"的提法。先来说两个病例。

病例一：

　　女，76岁，因牙齿破裂，刺伤舌头，上了第一家口腔诊所，经检查她有牙齿破裂，并无冷热不适，医生给出的建议是先拔牙，再做种植牙，她不能接受。再上第二家口腔诊所，医生要她先照张全口牙片，看片后也给出了可能拔牙的建议。她照片后因十分抗拒拔牙，于是拿着片子走了。因舌头刺着痛，她"东弯西拐"地打听到我也是牙医，便拿着片子来交流，想听听我的意见。于是我认真读片，并给她做了口腔检查。结果，让我吃惊的是：在牙片上，她的牙齿完整，牙周组织健康，根本不像是70多岁老人的牙周，牙槽骨基本包裹在牙颈部，没见到一颗牙有牙周破坏！如果只看牙片，会判断患者为青年人，最多为40多岁的中年人。发生破裂的仅仅是一颗双尖牙，而且是斜折，没有伤及牙髓。因损伤很轻，完全不必"过度医疗"，于是我仅仅是给她磨圆尖锐的折边，使之不再刺伤舌头，就完成了治疗。

　　事后她说，她父母的牙齿就很好，到晚年都还可以嚼干胡豆，兄弟姊妹们也基本不找牙医。

直到这时，我才明白，人群中的确存在着"家族性牙病免疫能力"，这种能力，不仅能对抗龋病的发生，也能保持其牙周的健康。

病例二：

　　男，91岁，因牙痛，在家所在地治疗效果不好，转来华西口腔医院。我一检查，也很吃惊，除了一颗门牙，全口其余牙基本健康，只是磨耗稍重，毫无牙周损害。这颗疼痛的门牙则是因一次意外碰撞，造成了根尖损伤。经完善的根管治疗后，我给他做了颗人工牙冠，皆大欢喜。

以上两个病例，仅仅是一个群体的缩影。而这个群体，便是上面提到的"家族性牙病免疫能力"高度发挥作用的群体。类似的病例，想必其他牙医也一定有所经历。

我有些忧虑的，就是"家庭性牙病免疫能力"这一结论，目前尚未被口腔医学所证明，它们多数是以"个案"形式出现，的确不能作为一种结论，甚至也不能成为一种观点。这种说法目前是没有公认的临床证据来支持的，但是出于对事实的尊重，我说出来，也是一种负责任的态度。

下面，我对"否"这一观点作个归类——属于"否"范围的人群必须同时具有以下三个特点：①一生中从未牙痛过，也无任何警报拉响。②在你的父母辈或爷奶辈中，多人出现至终牙齿都健康的情况。③你在单位"担大梁"，本职工作繁重，的确没时间找牙医。如果你确属此列，那么我对你说：牙不出毛病，可以不找牙医！

但愿，我的这一说法能逐步为口腔医学研究所证明。不过，最终的结论仍然是（对绝大多数人）：牙不痛，也要定期找牙医"聊聊"，这才是患者对自己负责任的态度。

五、浅谈牙科恐惧症

这是无论民间还是口腔门诊都十分高发的心理性疾病。症状是：害怕看牙医。有时甚至在谈论牙病时，也会出现那种情不自禁的紧张。不少人一进牙科诊室，就会"毛骨悚然"，只想着能尽快地逃跑。就是坐上了椅位，也会不知所措，口舌的配合极差，弄得牙医进退难当。

相反，我在临床上也见到不少的牙病患者能主动就医，与医生配合得"天衣无缝"，很快地便会愉快地结束治疗。

这天差地别的两种状况是怎样形成的？不妨看看下面的浅析。

原来，所有正常人的心理（包括儿童）都存在着强烈的自我保护机制，这是每个个体能正常生存的前提，趋利避害尽在不言中。女生怕雷声、孩子怕"鬼"、男人怕"下海"，没吃过的食物不敢吃，没用过的东西不敢用等都属此列。牙科就医环境中那些奇形怪状的器械，那些难

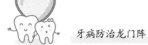

闻刺鼻的丁香酚气味，那些惊呼呐喊（方言：叫唤）的声音，都组成了极强的恶性刺激扑面而来，真的有点让人有不寒而栗之感；加之接受钻牙的确不是件愉快的事。那牙齿特有的酸、麻、胀的感觉，会给人带来不适，于是，患者吓得赶快离开。离开后再加油添醋地给别人说起这段"不愉快的牙科就医经历"，无意间，"牙科恐惧症"会传播开去，患者也就成了一位"群体性恐惧"的扩散人，况且这种恐惧的传染是成几何级数扩散的。一些从无牙科就医经历的人，也会深深地被传染。作为家长，当孩子犯错时，也会来一句"不听话带你去钻牙"！给无知的孩子造成一种潜意识的恐惧感。这只是从人群的角度来说的。

再从牙医的角度来说。弯腰驼背，高度专心地给患者精心治牙，累了半天，门外还有许多人在候诊，心里不免着急，如果患者不大配合，或者孩子哭闹，难免会满心的焦急，可能在表情和语言上都会表现出不够耐心的情况，进一步地将患者的恐惧感放大。此时，如果患者的自制力出现波动，就会影响牙医专心致志的操作，反过来会加重医生的焦虑。相反，如果此时牙医能够尽量耐心地做些解释，给患者一个"可信度高"的信号，许多时候，复杂的治疗是可以顺利完成的。如果这样，流传的话正好相反："看牙不过如此，不难受。"如此"接龙"下去，就这个患者来说，他将会是一个"良性信号"的传播者，"不怕看牙"的意识也会慢慢地在民间形成。

多年来，在我的周围，已经形成了一个较大的患者群体，有时甚至是一个个家族，一个个单位同事都相互推荐而来。理由太简单了：态度和蔼、动作轻柔、治牙不痛（或"可以忍耐"）。当然，强烈的恐惧者也是有的，但比例不大，慢慢地聊，很多患者（包括孩子）都能接受。

口腔医学认识恐惧症已经很多年了，也想了许多办法，也有了一些进步。如医疗器械方面：一步步提高器械的速度（当前的涡轮机速度已达20万转/分），可降低诊断室噪音，尽量做到一次性使用等；操作方面，如推广微创技术、应用运筹学原理由简单到复杂，简单洞可配合手工去除龋损（英国人已经使用了"化学刻蚀"去除龋损），术中尽量不使出血，绝不可有意外的伤害等；环境方面，如做好诊疗室布置，尽量地舒适化设置，选用温暖色调，清爽、干净，尽量不存异味，有儿童牙科的，可增加一些玩具等；药物方面，如在术前接受镇静剂的使用，短效的麻醉（如"笑气"、七氟烷的使用），基础麻醉+静脉麻醉（如丙泊酚的应用）等。总之，尽其可能地"人性化"诊疗，是口腔医学的努力方向。

另外，广泛的口腔科普宣传，提高人群的牙病防治意识，家庭的正确引导，不可过分地宠溺孩子（我甚至看见过五六岁的孩子不想治牙而向着外婆身上吐口水的例子！）。多提倡"挫折教育"，让孩子们能正确地面对、勇敢地接受，从小养成"独立面对人生"的优良理念。

牙科恐惧症是一个综合性的问题，社会的多重教育与影响，道德修养水平的提高，人群间的礼貌性交往，社会整体的诚信度提高等都在预防之列，绝不仅仅是口腔专科就可以轻松解决的大问题。

六、牙齿破裂和"二次咀嚼法"

牙齿的破裂，是一个十分常见且让人头痛的问题。这里我就以50年临床经验并结合牙体的解剖生理特点，对牙齿破裂这一问题做一个较为详细的解析。

1. 牙齿破裂是一个重要话题

先说现实：在临床上，可能遇到的牙齿折裂与隐裂的病例是很多的，虽然目前尚未见到具体的大型"流调"（流行病学调查）数据，但根据我的临床经验而言，它的发生，不会低于牙病总体发病率的5%！如果牙齿一旦已经破裂，可能的保存概率不足20%，绝大多数患牙都只能以拔除而告终！因此有关牙齿破裂的问题是很值得多说几句的重要问题。

2. 牙齿破裂发生的年龄

从发生的年龄看，小至18岁，高至90岁，较为集中的发病区间在30～60岁。这个年龄段，正是人生的大好时光，繁重的工作压力，上

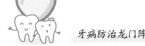

有老、下有小的家庭结构，正是人生随心所欲，随意敞开摄食的大好时光。一旦牙齿发生破裂，会给患者带来无穷尽的心理压力和一定的生理损害，还不得不为此付出一笔不菲的钱财。

3. 牙齿为什么会破裂？

牙齿的含钙量是身体各器官中最高的，牙齿也是全身最硬的，可它竟然还会发生破裂？真是匪夷所思！

其实，可能大多数人都不知道，牙齿本身存在着两个极为有害的生理缺陷：

（1）脆弱。牙齿硬组织因其太硬，便自然地存在着"脆弱"这个缺陷，一旦遇到一次"暴力"，它便易发生破裂。

（2）不具备自我修复能力。牙釉质、牙本质这两种硬组织是毫不具备自我修复能力的！经常因咬硬物而可能导致的牙釉质浅裂纹，在不断地咬合力的作用下，会自然地逐步加深——从牙釉质表面深入下去直到牙本质裂纹（"牙釉质裂纹"这种状况，在许多正常的牙齿上都能看见，只是不大能估计它的发展，因此，如发现有牙釉质裂纹的情况，医生一般是暂不做处理的），再到整颗牙的裂开（破裂，也可称为"折裂"）。这个发展过程，一开始是患者浑然不觉的，直到出现了冷、热不适及咬合无力或疼痛时，方才引起重视。遗憾的是，极多的患者至此仍一门心思地坚持着，"我的牙好，这侧不能咬，换成另一侧便是"这么个错误的认识。直到牙破开了，发炎、脓肿，实在痛得不行了才上医院。此时，医生能给出的建议是不可协商的：必须拔除破裂牙！患者则往往又会不假思索地下个判断：不能看牙医！一看，就是拔牙！如此的恶性循环，在我的一生中不知道遇到过多少！此外，即便在没有暴力损害的条件下，部分牙也可能发生破裂！这是牙齿的另一个缺陷所造成的——牙尖太"陡峭"。物理学告诉我们，当一个垂直力作用在一个平面上时，平面所受到的力是向下方垂直传递而不会被别的方向分解的；当一个垂直的力作用在一个斜面上时，这个力会向着垂直于斜面的方向分解，斜面的斜度越大，分解的力也越大。我们在咬东西时，其实不仅仅是垂直力,它常带有极为复杂的碾磨旋转力(不仅仅是左右的研磨力,尚有较复杂的侧向作用力),正是这个生理性的咀嚼力,当作用在"陡峭"的牙尖上时,分力便会对牙齿造成损害。

"陡峭的牙尖"有两种情况可能山现:

第一种情况,牙齿本身在发育中便具有牙尖,以便于撕咬和研磨食物。双尖牙,是两个牙尖;磨牙是4~5个牙尖。如果发育中这个"尖"的斜度略有变化,便会将生理性的咬合力改变为病理性的作用力!

我于2012年尚在华西口腔医院工作时,有次,一个半天的时间里便遇到两位牙齿破裂的患者,其中一位是19岁的小青年,他便是这类"发育性"的牙齿破裂的典型病例。19岁的青年,上颌第七颗牙才萌出七八年,可是,因牙尖陡峭,竟在这么年轻时发生整颗牙的破裂而被迫拔除,实在遗憾之至!通常,临床上较易见到的上颌第一、第二颗双尖牙破裂,原因是这两颗牙的牙面面积不大,仅是两个牙尖,一旦这牙尖过陡,着力点的压强便会较大,分力也较大,极易造成牙齿破裂[绝大多数双尖牙的破裂都发生在功能尖(腭侧),非功能尖的破坏多半是由龋病所致]。

第二种情况,人们在吃东西时,绝大多数人不是研磨的整个牙面,而是牙面的一部分,即上颌牙是偏向内侧部分(颚侧),下颌牙是偏向外侧部分(颊侧)。久而久之,牙面的磨耗会让磨牙面"崎岖不平",这时便会有陡峭的牙尖出现——为什么牙的破裂会较集中在中年以后也就是磨耗不匀这个原因所致。

还有一个关于缺钙的误区:许多牙齿破裂的患者或许是受了"缺钙可能导致人更易骨折"的启发,问医生:"牙齿破裂是不是由缺钙(脱钙)造成的?"就现在的研究表明,人到中年以后可能发生体内钙的流失,只限于骨骼组织之中,不存在连牙齿也发生相应的钙流失(牙齿的钙流失别有病因)。我在临床上确也见到过牙齿"较软"的病例,但

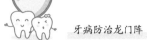

这并不是脱钙造成的,而是在牙齿的发育过程中牙胚的钙化程度较低所致,甚至出现牙釉质的钙化不全,这与所言脱钙无关(具体原因太复杂,这里不作详述)。

4. 已经破了的牙齿怎么医治?

牙齿的破裂,有以下五种情况:整体破裂、部分破裂、斜形破裂、牙尖折裂、隐裂。对可能的治疗方法分述如下:

(1)整体破裂。整个破裂牙拔除,做人工义齿修复。

(2)部分破裂。视破裂程度而言。如已破坏到牙髓,必须先做牙髓治疗后,再做牙冠修复。"破裂程度"在这里是指:患牙是否有自觉症状?如咬合痛、冷热痛等。应由正规牙医帮助患者分析破裂的程度,然后再做出是保存还是摘除牙髓的治疗方案。此时患者自己是不可能作出正确选择的,因为治疗方案的确定,是专业的技术问题。

(3)斜形破裂。也是以破坏程度而定,如已破坏到牙髓,则同上面(2)所述;如尚未波及牙髓,且无症状,则可以在保存牙髓的前提下,做牙冠修复。

(4)牙尖折裂。仅仅是牙尖的折裂,可以仅是将破裂区磨平滑而不会刺伤舌头为目的,完全不用进一步处理。牙医应该做的是:全口仔细检查,看看是否尚有可能破裂的隐患存在,如确有存在,应做牙尖的调改,以避免破裂发生。必要时,再复诊处理。

(5)隐裂。前面已多次说过,隐裂牙是最麻烦的初期破裂。它在早期无任何症状,只有由医生检查发现。如的确存在初期破裂,应立即做咬合力的调改,以阻止病情的进一步发展。患者自己也需相应的配合——患牙切不可再咬硬物!如果已经有了症状,如咬合痛、冷热痛等,但尚无牙髓炎症状(无自发痛),也可先做暂冠(暂时牙冠),观察一个月左右,如症状已缓解,则可进一步制作永久性牙冠保护,可正常行使功能。如观察期内仍有症状,则需摘除牙髓后做根管治疗,完成治疗后观察1~2周,如无不适,再做牙冠保护。

之所以说隐裂牙是最麻烦的原因是:①有时患者虽有症状,但医生不易检查出来，有一定的误诊率。②就是检查出来了，医生对这裂隙的深度不能准确确定，不便立即做出治疗方案。就我临床处理的经验和方法看，我是以"症状有无"为基本点：有症状，立即处理；无症状，则调改牙尖后观察，并指导患者更改饮食习惯。

5. 新名词"二次咀嚼法"

"二次咀嚼法"的内涵是：我们希望患者一定要注意到自己的牙齿有问题，在进食时，切不可用力"一口咬到底"！食物进嘴后应是首先轻咬一下，试试食物里有无硬物（如小砂石、骨屑等），如未发现硬物，再用力咬合。刚开始这样进食时，好像有点麻烦，进食不很顺利，可一旦你学会了此法，吃饭也是会很香的！在此，我特别将此法推荐给已经出现过牙齿破裂的患者，为预防其他牙齿再次破裂，你应该学会二次咀嚼法并且贯彻下去！同时，最少每年一次到你信任的牙医处做一次口腔检查，以防患于未然。

关于牙齿隐裂的问题，这里还要多说几句。对这一病变，就目前的口腔X线是不能检查出来的，必须由有经验的牙医在口内仔细检查分析；有时，尚需做染色处理，或做冷热敏感试验等方可确诊。一旦牙医粗心，便可能误诊，给患者带来不必要的麻烦！

以上，我对牙齿为什么会破裂、破裂的类型、各种破裂类型的治疗，以及预防牙齿破裂的有效方法，都做了较为详尽的介绍，总结起来，就三句话：一是牙齿是很脆弱的，绝不是人们所想象中的那般"牢不可破"；二是切不可狼吞虎咽地进食，我们推荐的"二次咀嚼法"就是为了让大家学会细嚼慢咽的合理进食方法；三是一旦牙有不适，切不可硬撑着，去找正规的牙医是合理的选择。

七、教你当一名合格的"牙齿清洁工"

"耳朵不掏不聋；牙齿不掏不空"，这是流传在祖国大地上千年的俗语，至今，仍被不少人奉为真理，你去反驳，他还会理直气壮地和你争辩：老祖宗的名言，难道有错吗？

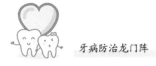

"牙齿不掏不空"是真的吗？——的确，这是民间流传甚广的俗语，但却是错误的观点！"牙齿不掏要空"这才是正确的！且听我给你说个明白。

人的牙齿，外形有点类似芒果：上大下小。你不妨将几个芒果并列平放在桌上，看看它们之间是否可以紧密接触？你会发现，每两个芒果之间，都存在着大小不等的缝隙！（图1-18）

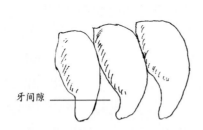

图1-18　图示每颗牙齿之间的间隙存在

牙齿也是如此，它也是上大下小，在牙列里，每颗牙上面接触较紧，而下面却有着较大的缝隙。正是这种缝隙的存在，给人们带来麻烦——前面说过，口腔里有700多种微生物生存，它们在人的口腔里以天文数字般的数量存在着，就在人们完全不知不觉中，干着对牙齿健康极为有害的坏事！正是由于这些微生物的附着、生存与繁殖，它们的代谢产物便成了让人们的牙齿和牙周组织发生破坏的元凶！现代口腔医学证明：人类的两大口腔疾病——龋病和牙周病（民间称为"虫牙"和"火牙"），都是在微生物的作用之下发生病变所造成的损害，所以人们应当时时地干扰它们的附着与繁殖，这才可减少由它们任性地繁殖、成长所带来的损害！

至今，人们早已接受了每日刷牙的生活习惯，可是，却进入了"刷牙就可保护牙齿健康"的误区。事实上，哪怕是非常认真地每天刷牙两次，你也不可能去除掉附着在牙缝中的微生物，而只能清除附着在牙齿表面的牙菌斑。甚至可以毫不夸张地说：刷牙，对于牙缝中的微生物毫无清除作用！所以，造成的事实是：你每天在勤劳地刷着牙，可微生物们却在你不知不觉中破坏着你的牙齿！这实在是相当难堪的现实。

口腔门诊，每天都在接诊着大量的牙病患者，而这些患者中最少70%的人，就是因龋病和牙周病带来的危害！有时，比例可能更高。可是，当他们问医生："我是每天都刷了牙的，为什么还会烂牙？"时，医生给他们作"牙菌斑"的讲解，常常会得不到理解和相信。我就遇到过让人哭笑不得的例子。

　　一个邻居的老妈从乡下来带孙子，听说我是牙医，便登门求医。一检查，发现她的牙齿有两个主要问题：①因长期不正确刷牙，将很多牙齿都刷坏了（口腔医学的专有名词叫"楔状缺损"）。②由于牙龈退缩，许多相邻的牙缝都有龋洞发生，也存在着较多的食物残渣。在给她认真地治疗了所有问题后，我又给她讲了造成这些问题的原因，还一再提醒她：因为现在牙缝较大，必须每餐饭后要认真地将牙缝里的食物清除干净。我原本认为这样可引起她的重视，谁知3年后她要回乡，走前再次登门检查，发现问题依旧，而且还有新的龋洞出现。问她："为何不听劝告——餐后应清洁牙缝？"她的回答让我永世不忘！她说，活了几十年，从来没听到有人劝说要掏牙齿！况且她家里人都说：肯定是庸医回答不了"牙齿为何要烂"的原因而胡乱编造出的理由！

　　虽然我50年的临床工作中只有这一次被人骂为"庸医"，但也给了我一个极强的刺激：不少人至今仍然不知道清洁牙缝的重要性！还在把真理当成谎话来对待！这是一个实实在在、活生生的"不听科学道理"的例子。那么，我们要怎么做，才是合格的"牙齿清洁工"呢？回答只有两个字：掏牙（清洁牙缝）！

　　这里，我就来讲讲应该怎样"掏牙"。

　　"掏牙""剔牙""用牙线"，三个词不一样，但说的都是一件事情——清洁牙缝！

1. 用牙线

　　从口腔解剖生理角度来看，牙与牙之间的缝，叫作"牙间隙"。人在年轻时，它们是由牙龈的突起（称为"牙乳突"）所覆盖，一般是看不见间隙的；随着年龄的增加，牙龈要出现退缩，这个间隙就会出现。有人虽然年龄不大，但因牙周破坏较重，也会出现牙间隙。因此青年时

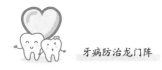

期的牙缝清洁工作，我们建议使用牙线。

牙线有两种：不带夹的和带夹的。不带夹的牙线，多为长期使用牙线的人群使用。使用时，牙线分别绕在两只手的食指上，用手指代替"牙线夹"，用食指和拇指将线压入牙齿的间隙中，再做拉动与刮动的动作完成牙缝的清洁工作。带夹的牙线与不带夹的使用方法完全一致，只是有"夹"的存在，初学者更易掌握些。要注意的是，将牙线压入牙缝中时，用力应恰当，切勿将牙线变为"刀子"切伤自己的牙龈。刚开始使用时，线上带有血迹是常见的，用几次后，这血迹就会消失的。

每次使用后，你会发现，取出的牙线上附着一些"白浆"，哪怕是刚刷完牙，用牙线后也有这些东西，这就是"牙菌斑"的集合物，也是刷牙不能清除牙缝中的菌斑的最直接的证据！

牙医推荐，每日最少一次认真地用牙线清洁牙齿，对青年人来说也就够了；但对牙乳突已经退缩、牙缝已能看得见的人群，就应再配合牙签的使用。

2. 用牙签

如发现已有"塞牙"（牙缝中有食物或异物嵌入）时，宜用牙线、牙签配合着用。后者剔除较大的异物，前者去除牙菌斑。牙签宜尖锐、光滑，一定不能有"毛刺"。使用时，方向应向着牙冠，这样可免于刺伤牙龈。牙签的质地无特殊要求，金属、牙质、骨质、竹、木等均可，只要安全好用。每顿饭后均要用牙签对牙齿进行清洁，否则，存留在牙缝中的菌斑，是会逐步地加重牙周损坏的。

3. 牙间隙刷

这是一种类似牙刷的锥状橡皮束，带柄，使用有如牙刷，只是它专用于牙间隙很大，食物嵌塞较重的患者。使用时，既可去掉食物残留，也可去除牙菌斑，一般是在刷牙后再用。只要使用正确，对预防增龄性的牙间隙龋的发生特别有效，当然，有无功效就全靠患者的耐心和坚持了，那种"三天打鱼，两天晒网"的做法，是达不到预防目的的。

4. 电动牙刷及其他

随着科技的进步，近年来，出现了一些牙齿清洁的"新武器"：电动牙刷、水牙线、超声洁牙器等等。严格地说，它们都对清洁牙齿有帮助，更方便、更简单、更有效了。可是，牙医们却不怎么大力地推荐？原因可能是"白猫黑猫，捉住老鼠就是好猫"吧？手动与电动的清洁器，各有优缺点，手动的器械已经经历了上百年的实践检验，而"新武器"的应用并未带来牙病的明显减少，而且"牙齿清洁工"是否尽职守责，都取决于认识与态度。工具的改进是一种进步，更重要的是态度的改进，人一旦重视起来，使用什么工具，都是可以达到目的的。

以上几种牙缝的清洁工具，是当前口腔医学专家向全社会推荐的保护牙齿的合理方法之一（关于正确刷牙，这里就不再重复）。如你感到使用困难，可就近向有经验的牙医求教。指导人群正确地保健牙齿，也是每个牙医的责任。

最后，说一句大家最想听的：使用牙线、牙签、牙间隙刷等工具来清洁牙缝，是绝不会把牙"掏松的"。如你的牙已出现松动，那是不清洁牙缝所出现的牙周损害，千万不要"因果颠倒"，以讹传讹地进入又一个误区！

八、"讳疾忌医"新说

"讳疾忌医"这一成语，出于宋代周敦颐的《周子通书·过》，它虽常常被人们挂在口上，可是，真正知道它典故的人或许并不多。

该典故大意是说：战国时有个名医叫扁鹊，他有一次见到蔡桓公，经观察后对蔡桓公说："你有病了，病情在皮肤的纹理之间，请尽快医治，否则病情会加重。"蔡桓公不以为意说："我没病。"待扁鹊离开，蔡桓公还说："医生就是喜欢给没病的人看病，以此为功。"十天后，这一幕再次上演，扁鹊说："病情已到肌肉里了……"蔡桓公仍说："我没病。"再十天后，扁鹊说："病情已到肠胃里去了……"蔡桓公还是不理睬他的建议。这样又过了十天，扁鹊再见到蔡桓公时，不

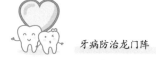

再说话而是转身走了。蔡桓公觉得奇怪，派人前去询问缘由，扁鹊说："病已深入骨髓，已无法医治了……"

先不必去考证这一历史典故的真实性，但它确实说明了一个道理：听听关于疾病的忠告，是有益无害的事情。

这里，我来说说口腔医学中一种类似"讳疾忌医"的情形，即"讳钻忌医"。

口腔专科，治疗的主要对象是牙齿，牙齿是身体里最硬的组织，普通的刀剪是奈何不了它的，于是有人发明了牙钻，这牙钻最初是脚踏的，速度很慢，仅能达到每分钟几百转；后来又有人发明了电动的牙钻，速度有所提高，能达到每分钟上万转；现在临床使用的牙钻是由气动的涡轮机带动的，速度提高很多，每分钟一般都在数十万转，用它钻牙，十分平稳，基本没有震动。可是，也正因为牙钻的转速太高，其工作时的啸叫声比较大，尖锐的牙钻声和可能出现的不适，便会让部分患者，尤其是儿童形成条件反射——一听到牙钻机啸叫便出现全身紧张、不适和害怕，以至于不敢接受钻牙治疗；有些儿童，更是哭闹不已，无法治疗。可怕的是，这种恐惧症还会传染他人——即使没经历过钻牙的患者，也可能在别人的描述下，患上"恐惧症"而不敢去牙科了。这种存在的恐惧感，是阻碍患者踏进牙科的重要因素之一，真可算是"讳钻忌医"了。

其实，钻牙绝非传说中的那么可怕，绝大多数患者的钻牙是基本不痛的。只是由于牙齿的神经结构较复杂，可能会有"酸""痉"的感觉，但绝非疼痛。

我说了，牙病有几个主要短板：①硬组织没有自我修复功能。②牙周组织的破坏具有漫长的隐匿性和不能修复的缺陷，两者都需要早期发现，尽早地阻止它们的破坏，方才是有效的预防方法。③部分口腔黏膜疾病的病因至今仍不太清楚。在这里，我们所言的"讳钻忌医"，便是治牙的短板，虽然它是心理性的，但却是阻碍牙病得到早期治疗的另一个元凶！时时令牙医倍感焦急。

关于牙病"讳疾忌医"的恶性例子实在是太多太多了，许许多多的患者在被迫拔除患牙之前，都是接到过牙医忠告的，但患者总是一拖再拖，最后被迫拔牙。

当然，相反的例子也是大量存在的。如今，在正规牙医周围，已经建立起一个"主动求医"的群体。原因是多年以来，口腔科一直在贯彻"非暴力"的治牙行为，尤其是针对儿童患者，让他们在牙椅上不感到害怕，家长也完全能接受，恐惧感也就自然而然地大大降低了。这种"由恐惧到接受，再到主动"的良性发展，才是有效地避免"讳疾忌医"的措施。

最后，我们相信，随着治疗技术的发展与"无痛治牙"的进一步普及，牙病的"讳疾忌医"行为将得以根本性的改观。

九、说说牙膏、牙刷与怎样刷牙

1. 牙膏

我们先说说牙膏问题。也许，这个问题一直在困扰着你。

首先，我们说说什么是牙膏。

牙膏，其实就是一种口腔清洁的辅助用品，主要用途是：清洁牙齿。为了达到这个目的，牙膏的成分一般都相当复杂。前几年，有人做了研究，将市售的19个品牌34种牙膏做了成分分析，发现平均每种牙膏有大约15种不同的成分，包括：摩擦剂、洁净剂、润湿剂、胶粘剂、防腐剂、甜味剂、芳香剂和色素等。多数都含有一定的"功效成分"。

现阶段，市面的牙膏五彩缤纷、铺天盖地。细究起来，不过就是两个大的种类："普通牙膏"和"功效型牙膏"。它们的区别是：前者以清洁牙齿、保持口腔清爽为目的；后者以内含的药物成分，对牙齿、牙龈起到轻微的保健作用和辅助治疗作用为目的（这就是民间常说的药物牙膏）。这两种牙膏的标准，国家都是有正式批文的，前者必须在包装上打出"GB/T8372 2017"字样，证明它"符合国家标准"；后者则必须在包装上打上"QB 2966 2008"字样，证明它在符合普通牙膏标准

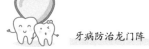

的基础上，还符合国家规定的"功效型牙膏"的标准。这样，才是规范化的标注。

具体的这些标准十分复杂，我们就不去深究了。本书要说的是，当前，已经得到公认的"功效型牙膏"的作用只在三个方面：①防龋。②减轻牙龈炎症、改善症状、减少出血。③轻微地对抗牙本质敏感症。

至于商业宣传上的美白、去牙石、去污渍，甚至于治疗糖尿病、高血压，稳固牙齿，"让拔牙成为历史"等，切不可轻信。现代医学已经证明：口腔黏膜只对硝酸甘油类（治疗冠心病的药物）药物可以吸收，不是所有的药物都可说成是可以被口腔黏膜吸收并具备一定药效。因此那些天花乱坠的不实之词，其实大多是科幻文章，说说而已。

下面我简单地说说"功效型牙膏"的"功效"原理。

（1）防龋。在牙膏中添加氟离子，刷牙时，提高口腔内氟的浓度，让牙齿在氟元素的保护下少发生龋病，对早期龋的轻度脱钙可以起到再度矿化的作用。所用含氟制剂可以是氟化钠、单氟磷酸钠、氟化铵、氟化亚锡等多种。

可是，"氟"是一把"双刃剑"，牙膏中氟浓度不能太高，最上限一定不可超过国家许可的浓度。好在牙膏的99%是要被吐掉的，故由牙膏引起的暂时性"高浓度氟离子"只在口腔局部，因此是安全的。

有以下四种情况的人群，建议不要使用含氟牙膏：①高氟地区，如内蒙古、山西省等地。②有喝砖茶习惯的地区。③燃煤中含氟高的地区，如贵州的部分地区、四川兴文县等。④3岁以下的幼儿。理由是，前三种情况是这些地区因环境和食品、饮水中的氟含量已较高，不宜再增加氟的浓度；后一种是年龄太小的儿童对牙膏的吞吐不能把握，容易造成氟摄入过量。

（2）辅助治疗牙龈炎。在牙膏中增加一些有效的抗炎类药物，如中药类的地榆、钩藤、墨旱莲、两面针、云南白药等，西药的氯己定（洗必泰）类、丁硼类等，都有轻度改善牙龈炎的功效。这些药物牙膏在医师指导下合理使用，可以起到辅助治疗的作用。

（3）脱敏。此类牙膏中大概含有：①钾盐类，如硝酸钾、氯化钾。②亚锡类，如氟化亚锡。③另外的如乙酸锶、氯化锶、磷硅酸钙钠等。这几类物质或可封闭牙本质小管，或可通过去极化抑制神经传导信号，都能起到减轻牙本质敏感的作用，改善牙齿敏感症状。

关于功效型牙膏，还有另一个需要注意的问题：长期使用某种品牌是不合理的，这可能会带来一些隐性伤害，如诱导口腔细菌的耐药性、降低牙釉质对氟元素的敏感性等。因此，口腔医生总是建议患者对各种牙膏最好交替使用。

有了以上的介绍，你可能对牙膏有了一定的认识吧？

2. 牙刷与怎样刷牙

这是个古老的命题，牙医们也不知说过多少遍了！牙刷这个小玩意，其实是我们的祖先发明的——在辽代的大墓中，出土的"植毛牙刷"，较西方大约早了700年！我国的古医书中也有记载，"将柳枝咬成刷状，用以揩牙，可以齿坚牙白"，说明华夏大地自古便有清洁牙齿的认识。

牙刷，当前有两个大类：手动与电动。

无论怎么"动"，对牙刷头的要求是：偏小和偏软。对毛丝的要求是：需要经过"磨毛"呈圆钝头，这样可以减少对牙龈和牙体的伤害。使用牙刷时，需轻柔旋转、分区清洁，切忌横行拖动。可用45°的角度从牙龈向牙冠"扫"动，这样可部分清除牙间隙中的食物残渣和牙菌斑，同时对牙龈也有一点点的按摩作用，且不至于刷伤牙龈，使其退缩。

临床上，存在大量因刷牙损伤牙齿的案例，特别是爱用硬毛牙刷和用力横刷的人群。横刷的结果，肯定会导致牙齿颈部的缺损，造成"楔状缺损"。这就应了那句俗语：方法错了，越是努力，越出差错。

提倡使用小头牙刷，原因是上牙外面后端和下牙内面后端都可能因牙刷太大而到达不了，容易造成遗漏；同时，毛头太大，对咽部的刺激很容易让人出现咽反射造成恶心，使刷牙这个行为变得很不愉快。

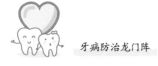

由于腮腺导管开口在上后牙的外面，舌下腺和颌下腺开口在下门牙的内侧，这两个区域很容易长牙结石，特别是下门牙的内侧，因此特别提醒各位：刷牙时，这两个区域不得遗漏。临床上，看见下门牙内侧长满结石的患者不在少数，甚至于已经形成了一大片"铠甲"将牙龈压得"血肉模糊"，这就是刷牙不到位的真实写照！

对于刷牙时间问题，较好的安排是：早晚各刷牙一次，饭后漱口。我在"教你当一名合格的'牙齿清洁工'"一节中说过：无论刷牙多认真，也不能完全清除牙间隙中的菌斑。因此，每天尚需使用牙线、牙签等，做牙间隙的清洁，这才可避免牙齿邻面的龋损。特别是中老年人群，更应注意。

至于你想选择电动牙刷或者超声牙刷，都是可以的，效果与手动牙刷认真操作应该是相同的。随着科技的进步，牙刷这个工具，一定会不断地花样翻新，只要你有了基础的刷牙理念，无论使用何种工具，都是可以达到清洁牙齿这个目的。

牙刷一般不用消毒，特别不能用开水烫。如果要做消毒处理，可以用浓盐水泡泡或用"新洁尔灭（苯扎溴铵）"之类的消毒剂浸泡。如果毛头已经出现分叉，最好更换新的，以免刷伤牙龈。

最后，为了保证你的刷牙效果，晚上刷牙后，请不要再偷嘴（方言：吃东西）了，更不可以口里含着糖果类食物睡觉。

养成良好的护牙习惯的关键是：不仅要知道怎么做，还要记得坚持做！天长日久，刷牙这个保健行为一定会给你带来牙齿健康。

十、邪乎？妇科用药，治疗口腔病

盆腔炎、子宫内膜炎、阴道滴虫病等等是标准的妇科疾病吧？医生针对这些疾病给出的药物处方，常常不会缺少硝基咪唑类药物，如甲硝唑、替硝唑等。至今，在这类药物的包装上，仍然印有治疗妇科疾病的内容。

正因如此，我遇到过多次患者的质疑："牙痛怎么会给我开妇科药？"其实，这不足为怪。现在，我就来把道理说个明白。

先来摆点龙门阵。

我当学生时，知道有个病名叫"拔牙术后干槽症"，曾经给口腔门诊带来不少压力：阻生牙是该拔除的，可常常因拔它很困难，导致术后出现干槽症，给患者带来不必要的痛苦。

后来，我毕业后在西昌工作时，就曾因一个同事患上此症，我无辜地被她"臭骂"了一通——当时我出差在外，这同事便找另一个医院的医生给她拔了牙。拔牙后第三天，她出现了干槽症，正遇我出差归来。该同事是外科护士，平日和我关系不错，一见到我，就正好将满肚子委屈和愤怒发泄到了我的身上："你们口腔科就是这样害人的？"看她疼痛难忍的样子，我也只好一边安慰，一边给她做处理。

这个病症，叫作"纤维蛋白溶解性骨炎"（也叫"局限性骨髓炎"），临床就叫作"干槽症"，是由于阻生牙拔除难度大，手术常常要造成较大的骨质损伤，从而容易在创面出现感染，造成血凝块溶解，使牙槽窝骨质表面出现坏死而导致的。该症疼痛较剧，呈"撕裂性"，会放射到面部、耳部。治疗方法是用过氧化氢（双氧水）反复冲洗，去除坏死组织后，置入"碘仿纱条"覆盖骨面，以减轻疼痛、对抗感染。

20世纪六七十年代，口腔医学对口腔微生物的了解不是很够，这个病的抗感染药多用四环素类抗生素，效果总是不理想。

到了20世纪80年代中期，人们对口腔微生物的认识有了进步，对一大群口腔常见细菌的认识更进了一步：不仅仅是有活跃的"需氧菌群"，而且还有"厌氧菌群"，它们常常是混合感染，让常规的抗生素疗效不佳。这种厌氧菌群，常规的细菌培养是不生长的。我回成都工作后，曾多次取根管治疗的纸尖样本做细菌培养，但报告结果都是"无细菌生长"（当时我在一家市级医院工作，检验科还没有设置厌氧培养的设备）。

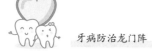

几乎同一时期，华西口腔医院的易新铨教授研制出了一种新药——"甲硝唑棒"（也叫"牙周棒"），用于治疗牙周病的牙周袋感染效果较好。正是这两个因素相加，让硝基咪唑类药物，走进了口腔疾病的临床治疗之中。

甲硝唑，是一种较老的药物，主要用于治疗原虫类感染，其中"阴道滴虫病"就是它主要发挥功效的对象。在发现厌氧菌群后，同时也发现了甲硝唑对它们有"针对性"的疗效。

口腔的感染，其病原体主要可分为三个大类：需氧菌群、厌氧菌群、混合菌群。前面所说的"干槽症"，就正是菌群的混合感染类型，所以，在20世纪80年代中期，我在做阻生牙的拔除后，都会常规地给患者甲硝唑口服。在这样的认识基础上，我历50年口腔临床，拔除阻生牙众多，还真没有发生过由我所造成的"干槽症"，这也算是一件乐事了吧！

21世纪以来，不仅抗厌氧菌的药物进一步升级为替硝唑、奥硝唑（抗菌谱更大，副作用更小）等，阻生牙的拔除手术也进一步升级为"微创术"。2009—2013年，我回华西口腔医院门诊部工作5年，竟没见到一例"干槽症"患者。要知道，同样是在华西口腔医院，20世纪60—70年代，"干槽症"可是一种常见病。分析其中原因，应该就是抗厌氧菌的硝基咪唑类药物的功劳吧！同时，手术的"微创"，减少了骨质的破坏，也应是功劳之一！

好了，话说回来，所谓的妇科药治疗牙病，其实完全是一种误会。人的身体里，出现厌氧菌感染的概率是很高的：妇科感染、盆腔感染、口腔感染、五官科感染、外科感染、脑部感染、败血症等等，都可能是病菌在作怪。因此，当前的医生用药，硝基咪唑类药物和其他抗生素类药物都是选择的目标。

但愿通过此文，你能了解"厌氧菌群"这个专有名称，同时也对口腔科使用硝基咪唑类药物不再大惊小怪！

第二章

常见牙病的治疗方法

上一章，介绍了许多人们应该了解的口腔科与牙病的相关知识。这一章，我就常见牙病的防治方法做一个梳理，目的是让大家进一步明白"牙病是怎么发生与怎么治疗的"。

第一节　从全身到局部——牙医怎样治疗牙病

一、治牙前的基本检查

当前，对于牙病的检查，视病患的不同，大致可分为以下几类。

（一）直视类

望、扪、扣、听（和普通内科的检查是完全不同的）不可少。

望——患者的一般情况，如神志、仪表、表述及口内的牙齿存留、缺失、修复状况等。

扪——存留牙齿的松动情况、有无个别牙齿的咬合创伤？

扣——存留牙齿有无叩击不适或疼痛？

听——存留牙齿的叩击声，是否清脆或低钝？

（二）理化类

检查患者牙对冷、热、酸、甜的反应与不适情况。

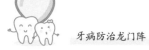

（三）影像类

单颗牙的X线片和全景牙片（二维片），或某颗牙的CBCT（锥状束CT）片（三维片）。

对一些特殊病例，还需牙颌系统的X线片检查，如颞下颌关节片、正畸治疗时的头侧位片、牙齿的咬合片、特殊位置的X线片（如"大瓦氏位"片）、唾液腺导管结石的X线片等。

（四）化验类

有出血性疾病、免疫系统疾病、肿瘤性疾病、传染性疾病、糖尿病等疾病的牙病患者，在治疗牙齿时，均需要做血生化检查或抗原抗体检查（如艾滋病、乙肝等）。

（五）椅旁检查类

主要指对高血压患者的血压检查。

以上五个大类的检查，在当前均是口腔医学最常规的检查内容，只是后两类在单一的牙齿疾患中多被省略。但是无论怎样，都不能省去前三类的检查内容，因为在口腔内，医生是看不见牙根病变的，为了正确评估一颗牙的疾病和治疗状况，最少要拍摄一张单一的牙片，这是万万不能省的。

二、牙的局部治疗与全身治疗

口腔专科，因为解剖的关系，十分提倡局部治疗，这也是口腔医学能得到高速发展的动力之一。牙的局部治疗，是指"牙齿本身的问题，要对牙齿做治疗"，如补牙、拔牙、镶牙、种牙等，都是局部治疗，是在总体口腔医学思维的指导之下的局部行为。可是，这种局部，并非是割离的局部，而是综合在整体之下的局部。正是如此，在局部治疗之后，才会给整体带来利益。

这本是一个全局观点，但是当前许多人都有意无意地将治牙"独立"出去，并错误地认为：牙齿的治疗仅仅会影响口腔，与全身无关。这是极为偏颇的不正确观点。

因为牙齿结构的关系，具有与医学其他专科差异极大的治疗方法，又由于牙齿位置的关系，比较适用"靶向"治疗的方法，所以，牙齿的用药都是针对患牙实施的，这样做，既有药物浓度的考虑，又有不影响其他器官的目的。可看上去，治牙就真是仅仅是在治牙而已，"局部观点"也就有了立足的一席之地。

其实，牙医在为患者治疗牙齿时，是与其全身情况紧密相关的（这一点，是本书一再强调的）。比如：修复能力、免疫能力、抗菌能力等全身性的因素，都是牙医治疗时必须考虑的内容之一。举个例子：患者在做牙髓治疗时，医生常常都会在"保牙髓"和"摘牙髓"之间犹豫，而这个犹豫，就必须从患者全身状况考虑：哪种选择对患者有利？又如：在种植牙时，是选择即刻种植，还是延时种植？都是要以患者全身状况为出发点的，切不可凭空地做出选择。因此，立足于局部，放眼于全身，这才是口腔医生每日辛劳工作的基本出发点，绝不可单向思维，以致做出错误的治疗方案。

有了以上这段叙述，大家就会明白：为什么牙医有时需要患者做些全身检查？有时又会对身体的其他指标进行询问（如血糖、血压、出血疾病等），也就会明白，在口腔的局部治疗之外，牙医还常常会给患者一些口服的药物，目的就是从全身着手，阻止病变的扩散，加速疾病的痊愈。

三、为何治牙要复诊多次

但凡经历过治牙的患者，心里总有一个疑问：为何治牙不能"快刀斩乱麻"地来个一次性"了断"？为何总是要复诊多次方可结束治疗？

其实，不仅是患者，就是医生自己也常常在为尽量缩短为患者治疗的疗程而努力着。可是从长期的临床经验看，迅速结束的后果，经常是以患者的剧烈疼痛而被迫复诊为代价的！选择分期治疗，也是医生为了安全而"不得已"的做法。

前面说过，牙病常常是以"年"或"多年"为病程的典型慢性疾

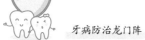

病。不知读者们在读到这点时，是否给自己提过问：为何牙病的治疗会如此之慢？也许，多数人可能都没提过此问！那常被认为应该是医生或相关研究者思考的事情！只有被迫治疗过牙病，而且反复上医院的人，才会想起问问：牙病为何不能快速治疗？

其实，这就是一对相生相克的矛盾——牙病发展较慢，相对应的，它的恢复也是很慢的。治疗牙病需要复诊多次的原因，可分为以下几个大类：

（一）牙体牙髓、根尖病类

牙体牙髓、根尖病类是牙病治疗的主体之一，不客气地说，这种病例占了牙科门诊患者的大部分——补牙和治牙，是它的主要内容。

我曾反复对患者说过，"早防早治，是牙病防治的唯一正确方法"。遗憾的是，至今为止，"牙齿不痛上口腔门诊看医生"的行为，仍被认为是一种"异常行为"！大多数患者都是在牙痛得万般无奈的情况下才去看医生。正是这"万般无奈"导致了患者的牙病程度发展到了严重或极其严重的地步，"逼着"医生对患者很严重的牙病进行反复的治疗！

现今，已经有了一大批自觉"定期到牙科做保健检查"的患者群体，发现的牙病大都处于早期，处理及时，绝大多数都能一次完成，不再复诊。这"定期保健时间"一般为儿童每半年一次，成人每年一次。这个群体的不断扩大，正是部分人群"牙病意识"提高的重要表征！

相反，如果你是被牙痛逼着上口腔科的，最少，你的牙髓感觉已经出现了异常，这就需视情况给予牙髓"保存"或者"安抚"治疗，或者是牙髓的摘除治疗。前者，一两次复诊可以完成（以治疗反应而定）；后者，就需要三次以上的复诊了！

必须说明的是：每颗牙的解剖结构是不一样的；每个人的治疗反应也是不一样的。如遇到需做牙髓摘除的患者，哪怕只是一颗牙，复诊多次，也是可能的。如果口内患牙较多，且都较复杂，牙医不可能治疗时间十分长，不得不分次治疗，也成了复诊的原因之一。如果患者已出现了牙根尖的病变，涉及牙槽骨的缓慢恢复，这需多次复诊，也就不足为奇了！

（二）牙周病类

这类疾病，是以破坏牙齿的支持组织为症状的口腔多发病。牙齿的支持组织包括四个部分：牙骨质、牙周膜、牙周膜韧带、牙槽骨；而人体的这四个部分都是修复困难的组织！一旦已经出现了牙周病损害，恢复健康仅仅是一种自我安慰罢了！牙医可能做的医疗行为重点都放在了尽可能地减缓它的破坏速度；尽可能地增加牙齿的稳固程度；尽可能地消除因牙周破坏给全身带来的危害；尽可能地让患牙晚一些"下岗"！这里，我用了四个"尽可能"，其含义，你一定要懂得——这是牙医的无奈！

对于牙周病患者，反复多次地上口腔科治疗，是必不可少的保牙行为。避免牙周疾患的发生，正确的方法是：①定期常规洁牙（洗牙）。②认真的自我保健（正确刷牙和使用牙线）。③意识到牙周破坏的不可逆性，定期检查，尽早阻止牙周破坏。

（三）修复类

我在"混合牙列浅谈"中说到，被迫失牙后，必须选择合理的"义齿修复"。义齿（假牙）修复的实质，像是一个外来入侵物，进驻到你的口腔内——无论它的大小、形状和质地，这个入侵物对口腔环境来说，都是个异物。从单个的义齿到全口总义齿，这个异物对口腔环境都是一种破坏与重建的过程——适应假牙的存在，逐步学会容纳与使用假牙。在这个过程中，经常需要牙医的帮助，复诊，也就成为必然！

（四）正畸治疗类

当下，正畸治疗已成为口腔门诊另一个热点。根据患者的畸形程度和分类以及治疗途经的不同，它的治疗周期是相当长的——短则半年到一年，长则两三年，大多数都会达到两年。

正畸治疗是在人工干预下，移动牙齿的位置，尽量利用生理性的修复能力，使人工干预不造成对牙齿的损害，在这一前提下，达到预期的目的。它包含了：破坏、重建、组织修复、肌力调整、神经的适应等等一系列复杂的生理学过程。定期的复诊以接受医生的帮助，是件顺理成

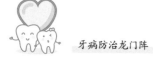

章的事情！

以上四个大类，都是需要患者多次复诊的情况，其他的较为特殊的复诊原因，就不再做归类了。但愿读完此节后，读者能对自己牙的状况有个初步的评估，做到心中有数。

四、牙医为什么不喜欢"樱桃小口"而喜欢"低平舌"

1."樱桃小口"是牙医最不愿意见到的

除了口腔医生，可能很少有人那么细致地注意过自己的口腔究竟是个啥样！提出这个话题，似乎有点另类？其实，非也！

从纵深方向来看，人的口腔是一个"三角形"，外面大些，里面小些（门牙处为外，咽喉部为内）。外面的最大上下距离为3~4cm，后牙之间的距离一般不足2cm（变异范围为1cm左右）。

为了治疗牙齿，医生总是要一再嘱咐：请张大口！这就是牙医说的"张口度"。这样，牙医不仅可将治牙的器械放入患者口中，还能腾出手去操作。这也是至今为止，牙医一般很难正常完成最后面的第三磨牙根管治疗的原因，因为上下牙齿的间距太小，容不下手加器械操作的空间。故此，只有放弃了。

对于牙医来说，"樱桃小口"是他们最不愿意见到的。因为口张得太小，许多常规操作都不能正常完成，因此，只有美感的小口，对于牙医而言，就只能是"望口兴叹"了！相反，"血盆大口"，才是牙医的最爱。患者口张得越大，颊部就越松弛，就算是最后面的牙齿，也能够正常完成根管治疗一类的精细操作。

临床中，由于人的颞下颌关节功能的差异，脸部丰满度的不同，所以至今，治牙这件事，绝不能"一视同仁"。对医生来说，尽力而为，对患者来说，尽力配合，这才是客观地面对治牙的医疗行为。在这里，我也盼望着能有改进的好方法问世！

2. 治牙，是需要舌头"合作"的

口腔中，舌头是唯一能随意运动的器官——"我想怎么动，它就怎

么动"，这可能是每个人的基本感觉吧！可事实是：非也！

没有经历过治牙的人，对什么是"舌头的配合"是完全无知的。经历过了，才知道了：治牙，是需要舌头"合作"的。

原来，人们在吞咽时，舌头都是抬起的，以防食物呛入气管，因此在长期的生活习惯中，只要口中有东西，舌头就会自动地上抬。这可算是一种人的正常生理反应了。可在治牙时，恰好需要舌头低平，原因在于：

（1）暴露出牙齿，方便医生操作。

（2）至今，所有的补牙材料都怕水，它们在固化之前，是不能接触水（或血）的。一旦有水，材料和牙齿之间，就会有一层隔离物，补牙就会失败。因此，只有舌头放低平了，下颌的牙齿才能暴露，也才能避免口水（方言：唾液）的妨碍，让补牙材料能补得牢固。

（3）补牙大多时候都要使用牙钻，没有舌头低平的状态，就没有一个可操作的空间，使用牙钻非常容易钻伤舌头，出现医源性的损伤。

说到这里，读者朋友们可以对着镜子看看自己的舌头：口中无物时，它是一种什么状态？当你把东西放进口中时，它又是哪种状态？看看它是否会不由自主地抬起？

这就是我特别要说说舌头的理由：人在无意识时，当口中有异物，舌头都是会自动上抬的，这是正常的生理反应。可是前面说了，舌头是可以随意运动的，也就是说，舌头是可以主动下放的，这种"主动"，就是指患者自己有意识地将舌头放得低平。可是，在治牙过程中，经常会有患者无意识地将舌头抬高，妨碍了医生操作，这也是医生要不厌其烦地提醒患者"舌头放低"的根本原因。

牙科医生为了解决患者舌头的配合问题，专门研制了三种工具——橡皮障、舌夹、棉纱卷，目的都是为了让患者暴露牙齿、避免口水污染。

橡皮障：是一张把患者口腔中的唾液隔开，使其不会流入到牙医操作区域之中的橡皮布。这算是目前最好的解决舌头配合的牙科器械，可完全让受治牙齿干燥，可是设置十分烦琐，价格也很高，目前国内使用并不普遍。

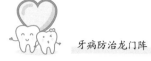

舌夹：虽然操作简单，可是效果不是很完善，消毒清洗的要求都很高，也不是首选。

棉纱卷：操作最简单，一次性使用，价格低廉，配合患者自己的手指，大多都能达到目的。仅仅极少的患者不能配合，需要"四手操作"（即增加助手）方可完成治疗。

关于舌头的话题，的确是口腔临床中不可避开的问题，稍不留意，不是伤了舌头，就是补牙材料脱落，故不可大意。

五、细分后的口腔亚科有哪些

时至今日，"内科""外科"的概念，已基本从人们的知识库中消失，代之而来的是神经内科、消化内科、呼吸内科、血液科、肾病科、内分泌科、血管内科等。外科亦然，有脑外科、胸外科、肝胆外科、显微外科、泌尿外科等。

原有的一级学科，分化为名目繁多的二级学科，原因只有一个：随着医疗的目的性、精细性、深入性等的一步步提高，这样做既更有利于患者的治疗，也更有利于医生技术的深化与业务能力的提高。

同理，口腔医学也在不知不觉中，分化出了一大群二级学科，从原有的"口腔科"概念，分化为牙体牙髓科、牙周科、种植科、黏膜病科、儿童牙病科、预防科、正畸科、关节科、固定修复科、活动修复科、颌面外伤科、颌面肿瘤科、正颌外科等。

口腔医师，也从原有的口腔全科医师分化为牙周专业医师、正畸专业医师等。专业的进一步细化，有机会让口腔医师的专科能力更强、更准、更细，更加具有创造力和科研能力，当然，也同样更有利于患者。

唯一产生的麻烦是：牙病患者不知道自己应该去找哪一个专科。好在，所有分有二级学科的医疗机构都设有导医台，能给予患者具体的指导与帮助，以免患者盲目就医。

二级学科的分化，是医学的发展与深化，就趋势看今后只会更加精细，基因治疗科、产前基因检测科、器官重建科、干细胞培植科……都可能不再是无中生有了。

作为患者，深化自己对口腔医学的认识，增加必要的科技知识，也将成为顺理成章的要求。

六、治牙病历保存的重要性

牙齿生长在嘴里，一张嘴，仿佛全部牙齿和口腔状态便暴露无遗，因此在口腔医学发展的历史长河中，牙科，不是一个以检查为主的专科。但实际情况是，嘴里也有许许多多"看不见"的问题，也需要做一些基本检查和记录留存。先来讲个故事。

2011年，我在华西口腔医院门诊工作时，遇到一个让我终生难忘的患者。他70多岁了，是一个长期受牙病折磨的老人。从青年时起，他便一直在华西口腔医院就诊。他给我出示了一沓整整齐齐、厚厚的牙科病历，里面有肖卓然、魏治统、连瑞华、王顺靖、陈安玉、姚恒瑞、朱烈昭等一大批已经过世的华西大名医、大专家的病历记录。我翻阅这些病历，肃然起敬——那些已经成为历史的过去，又一幕幕在眼前闪现！

我起立，给他恭恭敬敬地鞠了一躬，并告诉他：这是我至今第一次见到保存得如此完整的牙科病历！征得他的同意，我请护士复印了全部病历，作为一个医院运行过程的客观记录而保存。它们是文物，能让后辈们去知晓前辈们是怎么工作的！

有了这样一份详细且完整的病历记录，对我分析他的病情并评估一些牙的治疗前景，都有极大的帮助。

作为牙医，问诊中十分重要的一点，便是对每位就诊患者的牙病状况和历史有个清晰的了解，以制订出正确的治疗方案，并且对治疗前景做出更精准的评估。

从20世纪70年代初，我进入口腔门诊开始，便一直对口腔病历十分重视。至今，在我的患者群体中，不乏将"我的病历"保存得十分完好的患者。比如，曾经一个9岁的小女孩因外伤跌倒致四颗门牙脱落，我给她做了完整的"自体牙再植"手术。至今，20年过去了，她已在国外

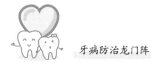

成家立业，可每次回国复查，她都会将那厚厚的一沓病历呈现出来。顺便说一句，这四颗牙至今仍在她口中"行使功能"。

以上故事，说明一个道理：口腔专科，仍是一个十分重视病历记录的医学专科，病历在给医生提供患者牙病的演变（发展或恢复）的信息上，有着不可替代的作用。

第二节　从小到老的护牙秘笈—— 各年龄段的牙病防治

一、龋病发生的关键因素和各阶段治疗方法

（一）发病原因

人口腔内的细菌结合成牙菌斑，长期附着在牙面上，它们的生化代谢产物（以酸为主体）可导致牙齿的钙流失，从表面到深层，逐步加深，牙齿也就由表及里地受到了破坏，出现了"虫洞"，即龋损区。再进一步破坏到牙髓，引发牙髓炎，并通过牙根中的神经、血管通道——牙根管，扩散至根尖区，引发根尖的炎症性破坏。最终，一整颗牙齿，都会因这小小的牙菌斑和不断地咬合力而被破坏成为残冠、残根，以致最终被拔除。

注意，这里有三个关键因素：一是牙菌斑（细菌）的长期附着，致使牙齿脱钙而变软；二是在咬合力的不断作用下，在食物的不断摩擦下，致使变软的牙齿形成了龋洞；三是在人的口腔中（宿主），可能受到各种免疫因素的作用。这三个因素，是在不断地相互作用下，对牙齿形成破坏的（如图2-1所示）。

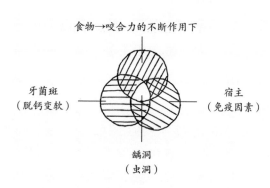

图2-1　"龋病三因素"发病学说示意图

这，也是当前最经典的"龋病三因素"发病学说。另外，尚有人提出，可以增加"时间因素"，把发病学说改为"龋病四因素"，这样，我们就可用以下观点来解释龋病的发病原因了。

人口腔内的细菌在食物残渣的长期作用下，将牙齿的钙逐步消除后，破坏了牙齿的硬度，从而发生了龋损。该观点可以帮助我们进一步去理解：为什么这么硬的牙齿都会出现"虫蚀"？

人的口腔里，容易发生龋病的位置如图2-2所示。牙齿一旦形成了龋洞，自身清除牙菌斑已成为不可能，必然逐步加深其破坏。因此龋病的始动因素是牙菌斑。但在咬合力的作用下，让被破坏脱钙的牙齿成碎屑或成小块地脱落，方才是龋病的继发破坏力。

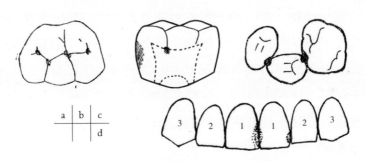

a.错位牙区域　b.咬合面　c.牙齿的相邻面及颊侧面　d.前牙相邻面

图2-2　龋病的好发位置

人，不能不吃东西，吃东西就要用牙齿去咬，通常情况下，牙齿是完全能承受咀嚼压力而巍然挺立的，可一旦被牙菌斑脱钙变软，它便承受不了正常的咀嚼压力，这正常的咀嚼压力就变成了对脱钙牙齿的进一步破坏力。反过来说，要想让牙齿能接受正常的咬合力，就不能让它脱钙；要让它不脱钙，就必须清除牙菌斑——其实，这也就是说了很多次的牙病的预防：清除牙菌斑，是牙医和患者的首要任务。

前面说了，一旦形成了龋洞，自身便不再可能清除牙菌斑，牙菌斑必然会逐步加深对牙齿的继续破坏。从这一分析出发，我们也就能理解

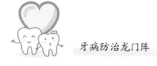

为什么牙医总要建议：定期口腔检查，尽量早期治疗龋损区（补牙）。其实质就是帮助患者去除这自身不可能清除的隐患——牙菌斑。

（二）龋病的治疗方法

由于患者龋损的程度不同，所选择的治疗方法也是不同的。

需要说明的是：牙釉质的硬度大于牙本质的硬度，一旦牙釉质被破坏，下层的牙本质必将被破坏得更加严重。故龋洞开始时，都是洞口较小洞内较大的"葫芦状"，这也是补牙时，必须使用牙钻将洞口的牙釉质去掉的原因，否则，洞内的"软龋"是无法除尽的。

1. 早期龋

此时期仅仅是牙釉质表面的变色（白垩色或染黑色），硬度基本正常，此时不可做变色区的磨除，牙医仅仅是建议患者使用正确的刷牙方法以去除牙菌斑，即可稳定暂不发展。如可能，在用含氟牙膏或含氟凝胶补充氟元素的情况下，早期龋也可能自行修复（研究表明：在口腔内，成熟的牙釉质可以吸收氟元素，而增加其钙化程度）。因此对于这一时期的破坏，牙医的作用，仅仅是提醒患者"此区已有破坏，应彻底去除牙菌斑，以停止其破坏"，并适当推荐患者使用含氟制剂。

2. 初期龋

这时期已经有了牙釉质的破坏，并已形成了龋洞，这就已经成了必须由牙医治疗的疾病状态了。

使用牙钻去除病变区域（变色区亦应包括在内），做成一定的窝洞形状，再经消毒后用补牙材料将窝洞充填起来。一方面可消除牙菌斑存留的盲区，另一方面又可让牙齿行使功能。

此期是龋病治疗的最好时期：基本无痛且疗效优良，又不需要复诊，短短的几分钟便可完成。但只有少数患者可以享受这个治疗。原因是：初期龋完全没有症状，多数人是不会选择去找牙医的。可见，定期的口腔保健检查的任务之一，便是尽早发现龋损。

3. 中期龋

这个时期就是上面所言的破坏已经发展到了牙本质层，因其硬度较牙釉质低，通常见到的原始龋洞，都是"口小肚大"的形状。为了彻底清除被牙菌斑破坏了的"软龋"组织和其复合物，必须用牙钻开阔洞口，并一层层地仔细去除软化组织。钻牙时应特别注意周围的变色牙本质，并应尽量去除。因为这些组织中存留了大量的细菌，如不除尽，极可能在补牙后形成"继发龋"并继续破坏牙本质。但"去除"时又必须有个"度"的把握，这个"度"必须考虑到：不能将牙髓腔外层的极薄层组织去除掉，否则将造成"医源性穿髓"（即人为地将"牙髓腔"暴露）。为保存这一层组织，有可能会保留极少的变色组织，然后经反复消毒后再做充填。这，就已经是初期龋和中期龋的一个区别了。

在绝大多数情况下，除尽龋坏组织后，应该用牙钻制作一个适合补牙材料附着而不脱落的洞型，"壁直、底平"是最基本的要求。当前使用光敏材料补牙，已经较过去使用"银汞合金"补牙时的洞型要求有所简化，但必需的固位洞型也是不可忽略的。

由于人体敏感度的差异，中期龋在治疗前可能已经有人对冷热出现了不适感，治疗中也会存在着一定酸、痛等不适之感。但总体来说，是基本不痛的补牙过程。孩子们耐受力差，但只要他们同意并配合，也是可能操作的。医生则应尽量地减少患者的不适感，以利手术完成，且不会造成"不愉快的牙科经历"致使患者患上"牙科恐惧症"。

4. 晚期龋（深龋）

这时期牙菌斑已经破坏到了牙本质深层，十分接近或已经穿破牙髓腔的硬组织破坏。患者多数已经有了不适症状，甚至已经出现了牙髓炎。

此时的治疗手术，最重要的是需要牙医：仔细检查，判断是否已经有了牙髓腔的穿破（术语叫"穿髓孔"）。如确实没有查到，牙钻的用力方向应该是"由深向浅"地去除软龋，这是为了避免将已经很薄的牙本质层人为穿破，暴露出牙髓腔。但是，也应尽可能地去除已被破坏的组织。为了安全，牙医常常采用"点状切除"的手法去除软龋，此时，变了色的牙本质组织是一定要保留的，否则必定穿破牙髓腔。同时也要一并做好固位洞型。

牙病防治龙门阵

　　保留的这一层变色的牙本质，应采用另一个方法保存：铺上一层"氢氧化钙"类的药物——既可抑制细菌的繁衍，又可给牙本质提供一定量的钙离子——用以达到"重新硬化"的目的。因破坏已经接近牙髓，充填时应采用"双层垫底"的方式，用以保护牙髓不受咬合力的损伤。

　　如果已经出现了牙髓腔的穿通，则应做牙髓摘除手术。就目前研究结果看，成年人的牙髓腔一旦被穿破，其自身的修复能力不可能控制牙髓炎的发生，必然会出现牙髓坏死或退行性变化，也不利于保留，因此，穿破的牙髓组织，应做摘除。

　　当前，摘除牙髓有两种方法：一是"失活法"，二是"麻醉法"。前者是用可以破坏牙髓神经的药物（三聚甲醛类）置于穿破口上，让它缓慢地让牙髓失去痛感（即"牙髓失活"），这一般需要两周时间，然后再复诊，摘除牙髓，基本可以无痛。后者是在局部麻醉下摘除牙髓。具体方法的使用，以患者的承受能力和复诊时间为准。多数麻醉法摘除牙髓，不能完全无痛操作。

　　龋病的破坏过程见图2-3。

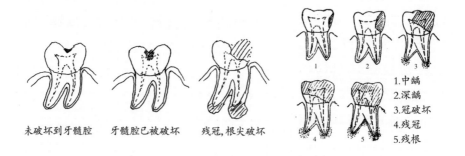

图2-3　龋病的破坏过程示意图

二、龋损破坏到牙髓的几种治疗方法

1. 牙髓治疗

一旦龋损已经破坏到牙髓，目前应用于口腔临床医学中的牙髓治疗方法主要有：活髓保存、冠髓切除术、干髓术、根管治疗、混合根管治疗这五种。

（1）活髓保存。多用于两种情况：一是青年恒牙；二是意外穿髓，且穿破口极小。

青年恒牙，即是青少年的牙齿。如此时已经破坏到了牙髓，但确无牙髓炎的临床症状，穿孔很小，考虑到此年龄段患者的修复能力较强，在给患者说明情况后，可以选用活髓保存。该保存成功率不是很高，一般不超过50%，但如果病例选择严格，也是可以提高成功率的。

我的临床治疗原则一贯是比较爱护青年恒牙，非万不得已，都尽量以保存青年恒牙活髓为要。从20世纪70年代起，我便一直在使用此法，也确实保留了不少存活的牙髓。但这样做的前提是必须严格选择病例。即使保存失败，也可改用"根管治疗"，不至于给患者造成损失。图2-4是我保存牙髓的成功病例之一，活髓保存10年后的牙片显示穿髓孔修复，牙根尖正常。

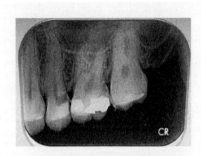

患者12岁时左上第一磨牙因龋病穿髓，做牙髓保存术。9年后意外发现：穿孔区有继发牙本质封闭，所保存的牙髓存活，牙根尖正常

图2-4　保存牙髓成功病例

活髓保存治疗，均是在去尽软龋后，在穿破口上放置氢氧化钙，再做暂时封洞观察1～3个月，如确实无临床症状，即可视为初步成功，可以做永久充填，长期观察。如1年后仍无症状，可拍牙片看看是否有"继发牙本质"（又称为"牙本质桥"）的形成和有无根尖病变。如仍是正常的，则可做牙冠修复，用以恢复正常的咬合力；如出现根尖暗影，无论有无症状，均应改做根管治疗，去除根尖的病变。

（2）冠髓切除术。同样多适用于青年恒牙。由于青少年修复能力较强，有时，即使龋损破坏较大，但炎症仍只局限在牙冠部分，并未波及牙根的牙髓，此时，甚至可见到"牙髓息肉"生成（即牙髓的结缔组

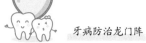

织从穿破的孔中生长出来，布满在龋损的窝洞中），这说明了牙髓的恢复能力是具备的。

手术时，在麻醉条件下，打开髓腔，用锐利的挖器，挖去冠髓，压迫止血后，在根管的"上口"（连接牙冠和牙根的部分）用氢氧化钙覆盖，再做临时封洞观察。3个月后，拍牙片，观察有无"牙本质桥"的形成，如已形成且无症状便是成功的。同理，充填后，应做牙冠保护。

我曾给当年还是小学生的女孩实施过冠髓切除术，直到她已经读了博士时，才因继发龋而改做根管治疗，后做牙冠修复。她的牙齿根部活髓保存了16年，未出现根尖暗影。可见此法亦是后期挽救牙根牙髓的一种可行之法。如今又是十余年过去了，此牙仍在她口中"尽职守责"地存留着。

下面，也从反面给大家展示一个失败的病例，希望能帮助大家对这一治疗有一个更全面的认识。

最近发现一例青年恒牙外伤牙折的错误处理病例，介绍如下：

男，18岁，学生。9岁时因外伤致左上门牙1/3横折，牙髓暴露，当时有牙医为其做了全牙髓摘除及根管治疗，现在的牙片（见图2-5，为9年前的手术）发现，此操作有如下欠缺：①根管充填极不完善，根管内基本旷置。②牙胶尖超出根尖很多，造成根尖区暗影较大。③没有做根尖诱导术，根尖孔呈喇叭状，没有形成正常根尖孔。

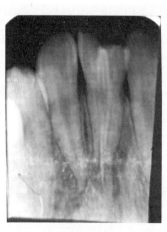

图2-5　该病例现在的牙片
（9年前的手术）

此例如果当时能采用冠髓切除术，保存根部牙髓，则根尖孔完成发育的概率会很高。即使采用根管疗法，也应在根尖区做诱导术，这样也可能让根尖孔发育完成。

目前，对该病例进一步治疗的可行之法仍然有两种：①在根管再治疗的前提下，试用"碘仿+氢氧化钙制剂"做根尖诱导术（因患者才18岁，尚有恢复能力），观察是否可能在消除炎症的前提下，调动根尖区的修复能力，完成根尖孔的发育。②做正确的根管治疗后，再做根尖区的手术，用倒充填的方法，封闭根尖孔。

这样的治疗方案，方可以保存此患牙，并最终用牙冠修复的方法恢复其功能与外形。我选择的方法是①，患者正在治疗之中。

之所以介绍此例，就是提醒大家：对青少年的恒牙外伤，牙医应该尽量选择正确的方法，才可以提高保存患牙存活的概率。作为牙医，尽量保存天然牙，是一种天职。同时，提高每个正规牙医的技术水平，也是当务之急。

（3）干髓术。这是一种曾在我国口腔临床实施了很多年的牙髓治疗方法。华西口腔医院刘大维教授多年致力于干髓术的研究，他研制的"干髓剂"曾广泛使用于口腔临床。

所谓"干髓术"，即是在牙髓受损后，仅摘除牙冠部的牙髓，根管内的牙髓不摘除，而是让它无菌地存在于根管内，充填满根管。这和"活髓切断术"本质的不同在于：干髓术存留的是死亡的牙髓；活髓切断术则保存的是存活的牙髓。能否保证存留的坏死牙髓"无菌"，就全部依赖于干髓剂的作用了。干髓剂是一类可以缓慢释放消毒杀菌能力的物质，用以维持根管内的无菌状态。一段时间后，牙根尖可能被动钙化，并将根尖孔封闭起来（钙化），从而保持着牙齿的正常使用。时至今日，在根管治疗已经十分普遍使用的前提下，干髓术仍在口腔治疗中占有一席之地，原因就是它的确是一种可以使用的有效方法。比如，在口腔后份的第三磨牙如发生牙髓坏死，是很少可能操作根管治疗的，于是当前一般牙医都使用干髓术来处理；又如，因牙齿的根管变异，不能通达根尖时，也是使用干髓术来处理的；再如乳牙的牙髓坏死，为避免根管治疗时损伤恒牙胚，大多时候都是用干髓术来处理牙髓的。

干髓术的最大优点是：避免了较为复杂的根管治疗手术，因仅仅是处理牙冠的破坏和去除冠髓，操作较为简单，"椅位占有时间"不多，

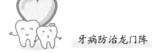
复诊的次数也少，相对来说，同一时段，牙医可以治疗更多的患者，而且远期效果也是不错的。至今，我们仍然可在临床上见到20年以上的正常干髓术治疗后的牙齿。据20世纪80年代的统计数据，干髓术的成功率在60%~70%（根管治疗的成功率也就在90%左右）。

干髓术的缺点是：在无菌条件下，牙根内的坏死牙髓仍可能分解出有害物质，在根尖孔尚未封闭之前，它们渗透到根尖区，引起根尖骨组织的破坏，出现根尖暗影，让牙髓治疗失败。

至今，我仍持"干髓术是牙髓治疗的一个有效方法"的观点，面对临床的牙髓治疗，根管治疗作为首选方法，如遇实在困难的根管变异时，还是会改选干髓术。当然，如根尖已有病变时，使用根管治疗，是合理的。

（4）根管治疗。这是当前口腔临床使用最多的牙髓治疗方法，也是治疗晚期牙病的一个有效方法。由于很多牙病患者常常要拖到牙病晚期才找牙医，所以临床所见牙病大多是晚期牙病，只好选择根管治疗，实在是一种"被迫的"选择！

所谓"根管治疗"，就是彻底摘除患牙感染坏死的根管内牙髓，经消毒杀菌后使用无害的人工材料，再将根管填塞起来，封闭根尖孔，达到无菌而稳定的正常状态的一种操作方法。

说起来很简单，但操作方法包括了：医生对牙体解剖的熟练掌握；对细微器械精细操作的能力；操作中的手感和准确把控器械的能力。实则是一项较为繁杂且精细的手术。下面介绍几个根管治疗的难点。

第一个难点：牙齿的根管系统除了主根管，尚有一定数量的侧副根管存在，再加上它们的相互交通，就使网状结构变得变化多端而十分复杂，让医生难于把握。医生在操作中，除了对每颗牙的正常根管结构要正确掌握，还必须在正常解剖之外，花费时间去找寻可能存在的"变异根管"。有时，一颗单根牙竟有两三条根管，且完全没有规律可循（比如：上颌第一恒磨牙是三个根，它的远颊根本应只有一个根管，可是近年来的研究发现存在第二个根管的可能性不少于5%，其他牙齿也可能存在着多余的根管）。因为不可能对"根管网"做到全部操作，故该治疗方法的成功率难达到100%，能维持在90%已经是很不容易了。何况，牙根本身的变异也是很大的，比如应该三个牙根的，可能出现四个牙根，下颌磨牙本应有两个牙根，可是出现三个甚至四个牙根的并不少见，这就又增加了根管治疗的难度。

第二个难点：根管，是一个盲管，只能见到上口，不能见到全根有多长。哪怕是使用根管显微镜，也只能看到它在牙髓腔的开口处，而无法看见它的下口在哪儿；而这个下口又常常不在牙根的正中，甚至不在根尖位，所以虽然可以用拍"根管测量片"的方法大概了解它的长度，但对于根尖孔的掌握，就显得较为盲目了。

第三个难点：根管器械都十分精细，稍有不慎，便有可能将它折断在根管内，使治疗不能完成。标准的根管锉（H锉）尖端的直径，从0.08～0.4 mm，共有六组，一般是选用从15号到40号。即使这样，在用力握紧并做扩锉时，完成一颗牙的根管处理之后，医生的右手常常都可能出现痉挛，不可谓不艰难了。根管治疗示意见图2-6。

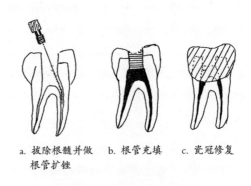

a. 拔除根髓并做　b. 根管充填　c. 瓷冠修复
　根管扩锉

图2-6　根管治疗示意图

对于患者来说，接受根管治疗也绝不是个轻松活：长时间的大张口是件并不愉快的事，而且，大张口还有可能导致"颞下颌关节脱位"，所以，接受治疗也很辛苦。

为此，我大声呼吁：不要拖到牙病晚期才找牙医，早早就诊，对医患双方都是件善事，但愿有更多人能重视这个忠告。

（5）混合根管治疗。由于牙根及根管结构的多变性，有时的确不能顺利完成根管治疗全程，此时便可完成部分，没完成的部分改做干髓术；也可只将主根做好根管治疗，侧副根（不是主根）用干髓术完成。此法因一颗牙上同时有两种治疗方法，故名"混合根管治疗"。

（6）残根残冠的破坏。（图2-7）

a.尖周炎　　　　　b.尖周肉芽肿　　　　　c.尖周脓肿
　　　　　　　　（牙槽骨轻度破坏）　　（牙槽骨严重破坏）

图2-7　残根残冠破坏示意图

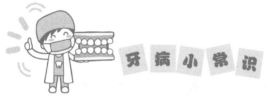

所谓"根管治疗"，实际上包括了以下三个部分：

第一是仔细拔除各根管内的全部牙髓，并使用器械，将这些拔出了牙髓的根管一点点地扩锉，让它变大、变直，便于根管充填材料能放置到位。

第二是处理完根管后，将药物引导到根尖区，做消毒杀菌处理，用以保证根尖区不出现炎症性破坏。

第三是将扩锉好的根管消毒，干燥后用人工材料将它填塞起来，要求是既不能穿出根管，又不能不封闭根尖孔。可要做到所谓的"恰填"，绝对是一项"技术活"！

对已经有根尖破坏的牙齿来说，放置根尖区消毒药物，就需要复诊多次了。

三、有关幼儿龋病的早期预防设计

随着时代的发展，食物的精细化和蔗糖的消费量增加，我国的龋病发病率在一步步升高。20世纪80年代曾有多篇报道，我国城市儿童龋病的发病率高达90%，农村也在60%~70%。如此高的儿童龋病发病率，对口腔医学是一个巨大的压力！

1. 防治龋病实验研究周期设计

1990年，我们设计了一次儿童防治龋病实验研究（以下简称为"防龋"），因时间久远，原始资料已经遗失，这里只有凭记忆给大家做一个简述了。

1990—1994年，连续5年，成都市第六人民医院和四川大学第一幼儿园共同实施了这个研究。幼儿园的孩子入园时为2~3岁，要在幼儿园学习4年，此研究的防龋对象包括了这所幼儿园的全部幼儿600多人。完整的防龋周期则为：从孩子入园到毕业的全部时间。

1990年，我们做了城市儿童龋病的基线普查，同时做了第一周期的防龋工作。第一年的普查结果和我国的报告一致：从2岁开始已经有龋损出现，但比例较低，随着年龄增加，龋患率在6岁时已达80%接近90%。

2. 防龋实验研究的具体方法

实验设计为：用2%的氟化钠凝胶加上适当矫味剂做防龋涂布（先做预试，儿童可以接受这种材料），以5支棉签所沾的药量为准，每个幼儿牙齿三面涂布，并嘱老师督促孩子5分钟内不吐口水、不喝水；5分钟后再漱口，去掉药液。每周1次连续4次一疗程，第一年完成后，观察全部受试儿童1个月，以确认确无氟中毒表现，同时发放"儿童龋损通知书"告知家长儿童的龋病治疗情况。

2%的氟化钠凝胶做防龋涂布，是口腔医学公认的有效防龋途径。它的机制是：氟化钠具有与牙釉质快速结合的能力，并在增加氟含量后釉质具有一定的抗龋能力。至今，市面上出现的"防龋牙膏"中，就是增加了氟元素的含量。但氟元素是一把"双刃剑"，氟含量过大时，可造成氟中毒，同时，也会对牙釉质发育形成障碍，导致发生"氟斑牙"的病损，故应慎重选用，特别是儿童。

每年涂药前复查龋病的发病率，再重复一疗程的防龋涂布（一疗程

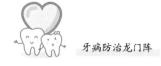

为连续4周，每周涂药一次）。

5年后的1994年，6岁孩子已接受防龋涂布5个疗程，此时儿童的龋病发病率已下降到50%左右（48%），与原始的基线（89%）有明显的降低。这表明每年一疗程的2%氟化钠涂布是有效降低龋损的方法之一。同时"龋失补"水平（即对龋坏牙的治疗水平）也有大幅度的提高，说明了在该幼儿园中，采用"儿童龋损通知书"是促进家长关心儿童牙病早期防治的有效方法之一。

为避免人为因素的干扰，保证结果的准确性，1994年的龋病检查，由另外两位口腔医生执行，复查结果交幼儿园，由他们做口腔保健资料，在教育体系内部进行交流。因为未做正规的统计学处理，此结果未形成口腔学术论文。

此次儿童防龋实验研究，实际是一次"防龋预试"，给口腔预防医学提供了一个实验方法和结果参考，这也是我50年临床工作中所参与的第二次大规模研究（第一次，是1979年对胚胎颅面发育的研究；第三次，是1997年的"青壮年颞下颌关节疾病普查"）。现在在这里提及这件事，是想给口腔临床医生们一个提醒：科研任务是多样的，全靠自己在工作中去发掘、寻找、设计和实施。

牙病预防和早期治疗，是减少牙病损害的唯一正确方法。儿童防治龋病实验研究，也正好给广大民众提供了一个参考：从幼儿开始，家长们应重视儿童牙病的发生与预防，正确地进行牙病宣传和自觉地接受科学的牙病防治知识。只有如此，才有可能防患于未然，大大降低我国儿童牙病的发病率。

四、为何儿童龋病发病率总是高居不下

（1）儿童口腔的微生物和成人别无二致，但是乳牙的钙化程度较恒牙低，抗酸蚀能力较弱，龋病的进展一般较快。从临床看，孩子第一次叫"牙痛"时，常常已经出现牙髓的穿破；第二次再叫"牙痛"，多半已经有了根尖的感染。

（2）儿童无自我护牙意识，全凭家长的教育与监督。

（3）最易发生龋坏的位置是上、下、左、右的最后两颗牙，可能与儿童进食后这些位置容易发生食物嵌塞和牙菌斑的存留有关，而儿童又不能自述或感知，刷牙时也容易遗漏后段牙齿。

（4）食物的高度精细化以及隔代抚养中的许多误区，如传说的"换牙时不能吃硬物""让儿童含着糖果入睡"等。

（5）家长的错误认识："乳牙是要替换的，坏了没关系"所导致。

（6）儿童的"牙科恐惧症"严重，加上无自我控制能力，许多时候，家长已经带孩子到了牙科医院，因孩子哭闹，导致最终不能治疗。

（7）个别牙科医生态度不够耐心，甚至对儿童加以强迫治疗，以致造成儿童终生的"牙科恐惧症"。

对以上问题，较好的解决办法是：加强口腔卫生科普宣教工作，让家长具备有说服孩子"到医院补牙"的正确认识；正规的口腔科，应尽快推行"无痛补牙"的方法，免除强迫行为；正规口腔医院都应有"儿童牙科"，以利这一学科的长足进步；口腔医学应进一步提高"无痛补牙"的科技含量，尽可能让孩子能愉快补牙！

我一直都在盼望着，希望能尽早看到我们国家的儿童都能从小就有一口健康洁白的牙齿！

通过以上的简述，大家可能对龋病的发生与发展及治疗和预防的各个方面已经有了个大致了解，总结起来就是：

第一，龋病的原始动因是细菌所形成的牙菌斑，尽可能地清除它，是预防龋病的"不二法门"！

第二，龋病的早期治疗是较为简单的，定期口腔保健检查是发现与治疗早期龋的重要手段。

第三，一旦有了症状，就要上牙科医生处诊治。"自找苦吃"是拖延的唯一解释！

第四，晚期龋的治疗十分复杂，为了自己牙齿的健康，最好不要拖

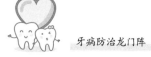

延至这一程度。一旦确已进入晚期龋的范畴，医生只能尽全力帮助你，但是否可以成功，取决于你牙齿的解剖状态，那只得"尽人事，听天命"了!

五、不要误将"牙周炎"称为"牙周病"

"牙周病"，是一大类牙周组织疾病的总称。类似于"肺病"是一大类肺部组织疾病的总称一样——如"肺病"，并不仅仅指"肺结核病"这样一种单一的病况，而是包括了肺组织所有的疾病在内，牙周病也是如此。它既包括了牙龈的病变，也包括了龈乳突的病变，还包括了极大范围的各种牙周损害在内。当然，其中最主要的破坏是由慢性牙周炎所致，因此常常有人误将"牙周炎"称为"牙周病"，严格地说，这是很不准确的称谓。

六、说说让医患头痛的慢性牙周炎及其防治

慢性牙周炎（也称为"牙周炎"），是所有牙周损害中最严重的一种病变，是当前让医生和患者都十分头痛的一类疾病，也是致使牙齿脱落的元凶。本部分的重点是介绍慢性牙周炎的起因和防治知识。

（一）什么是慢性牙周炎

慢性牙周炎是一种感染性疾病，它是由口腔细菌组成的牙菌斑产生的有毒代谢产物所致的牙龈发炎，该炎症会一步步地向着牙根方向发展，最终破坏整颗牙的支持组织致使其脱落。

同时，也存在着一类非细菌性的牙周炎，即由机械性的刺激所致的牙龈萎缩，这也包括在牙周病变之中。这种机械刺激，主因是不正确的刷牙。由于刷毛与牙齿的长期不恰当摩擦，使本来包裹在牙齿颈部的牙龈向下退缩，致使牙齿的颈部暴露于口腔之中，既有损形象，又会出现不良症状，严重的，可将牙齿横刷出缺损（楔状缺损），这就已经从"牙周损害"转化为"牙体损害"了。

出现这种损害，又可能是牙齿本身的不整齐引起的——刷牙时，力

首先作用在偏向外侧的牙齿，造成这些牙齿的牙龈退缩。这，又会和牙齿的正畸治疗联系起来。因此，我们在认识牙齿疾病的时候要使用整体观去理解，而不能仅仅是抓住某种疾病单一地去理解。

单纯的牙龈退缩，目前只能用"牙龈转瓣术"的方法去覆盖它，成功的关键，是手术的准确性；而对于楔状缺损，就只有用补牙的方法去解决了。

在牙龈退缩之外，还有一类与"退缩"相反的疾病，叫"牙龈增生"，甚至还会出现"牙龈瘤"的状况。牙龈增生的主要原因，一是慢性炎症所致；二是部分患者的激素代谢水平紊乱所致；三是部分药物因素所致。

牙龈增生的治疗方法是：查明原因，对因治疗。如基础的抗感染治疗、调节激素代谢或停药等。常常需要手术，做增生组织的切除与牙龈外形的恢复。

青春期龈炎、妊娠期龈炎、缘龈炎等，也包括在"牙周病"之中，但它们有两个特点与牙周炎不同：一是这类炎症仅仅局限在青春期或妊娠期，一般不发生牙槽骨的吸收；二是有一定的自限能力，去除病因（去除牙菌斑、牙结石，正畸锁槽等）后，可自行停止破坏，一般不出现慢性牙周炎所特有的牙齿支持组织的破坏。

以上这些，都包括在牙周病的范围之中，但均非本部分内容的重点，故一笔带过。下面，我们还是重点来讲讲慢性牙周炎。

（二）慢性牙周炎的发生发展过程

慢性牙周炎的病因，是由口腔细菌所组成的牙菌斑的有毒有害代谢产物致使牙龈发炎，并一步步向着牙根方向发展，最后完全破坏牙齿的支持组织，致使牙齿脱落的一种疾病。它有三个特点：第一，破坏的早、中期症状轻微，几乎引不起患者的重视；第二，没有自限性，从发生到牙齿脱落均处于"在路上"的状态；第三，它的许多炎性产物可致患者全身多处器官如心、脑、肾、血管和糖代谢、血压等指标出现异常。（图2-8）

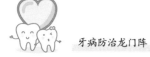

近年来，慢性牙周炎的另一种可能损害被研究得很多。学界基本形成了共识——将牙周损害和"阿尔兹海默病"（俗称"老年痴呆症"）联系了起来！据《中国实用口腔科杂志》2018年第一期刊载的一篇综述称，"预防阿尔兹海默病（AD）显得尤为重要。慢性牙周炎是口腔常见的感染性疾病，虽然慢性牙周炎导致阿尔兹海默病的机制尚不明确，但慢性牙周炎患者较非牙周炎患者认知功能损害严重，已成为不争的事实"。学界通过大量的流行病学调查发现，"慢性牙周炎与阿

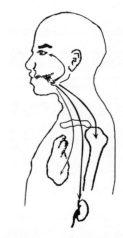

图2-8　慢性牙周炎可影响到患者全身多处器官

尔兹海默病可能还存在着剂量应答关系，重度牙周炎患者出现认知功能损害的程度是无牙周炎或轻度牙周炎者的三倍多"。就目前的研究看，慢性牙周炎既是致使人类牙齿脱落的主要元凶，又可能是导致人体全身损害的口腔病灶之一。因此，慢性牙周炎较之于龋病的种种损害，更有过之而无不及。更让人不可接受的是，与龋病相比较，牙周炎的治疗效果不很理想，医疗干预常常需要持久地维持，而龋病的医疗干预却是相对较快和稳定的。换言之就是：慢性牙周炎的治疗效果远远不如龋病的治疗效果好！

下面，我们从解剖学和生理学的角度进一步来解析慢性牙周炎的发生发展过程以及组织破坏过程。（图2-9）

牙齿能"岿然不动"地承受数10千克的咬合力量，而且恒牙从萌出开始，直到人的晚年，要经历数十年（甚至百年）的时间，究其根本原因，就在于它们长在颌骨里面，和颌骨是连为一体的。咬合力量是通过牙齿传递给颌骨，并在颌骨内分解与消散的。注意，这"连为一体"的解剖结构，是通过以下四个部分来完成的：一是牙根外层的牙骨质；二是颌骨内的牙槽窝；三是它们中间起连接作用的"牙周膜韧带"；四是

"游离龈"和牙齿颈部连接的纤维层（牙龈可分为上部可移动的"游离龈"和下部附着不能移动的"附着层"两部分）。我们反复提及的"牙龈"，主要是指上部的游离龈。边缘性龈炎、青春期龈炎、牙龈退缩、牙龈瘤、牙龈增生等病症，都是发生在这一部分。

在游离龈和牙齿相连接的组织之间，存在着一条"牙龈沟"，其正常深度大多在3 mm之内，它的底部是严密封闭的（如图2-9a）。

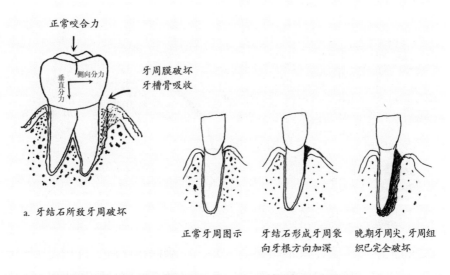

a. 牙结石所致牙周破坏

正常牙周图示　牙结石形成牙周袋向牙根方向加深　晚期牙周尖，牙周组织已完全破坏

b. 牙周袋的破坏过程

1.由牙周袋排出
2.穿破骨壁
3.根尖破坏
4.逆行性牙髓炎

c. 牙周袋感染的引流途径

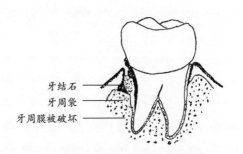

d. 牙周破坏后，正常咬合力可加重牙周的破坏

图2-9　慢性牙周炎的组织破坏过程示意图

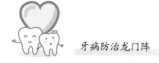
当牙根嵌入牙槽窝时，它犹如木工师傅所做的"榫卯结构"（图2-10），嵌合得十分严密。但两者之间的嵌合面又并非是"骨性的融合"，而是形成了一条窄窄的"牙周间隙"，在这间隙内存在着功不可没的"牙周膜韧带"，通过它两端分别埋入牙骨质和牙槽窝内，将牙齿和颌骨连接了起来。咬合力是一种机械力，通过这韧带的弹性传递给牙槽骨，于是"机械力"便转换为了"生物力"，为咀嚼系统所接纳与化解，由此维持着牙颌系统的健康。

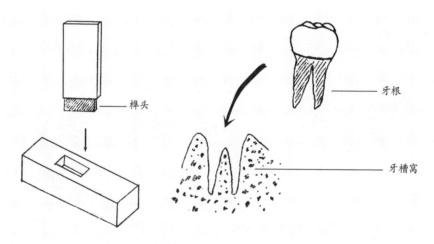

图2-10　牙齿在颌骨中的"榫卯结构"

在没有炎症的前提下，牙龈沟的底部是严密地由纤维组织层所封闭起来的，以使牙周间隙不与口腔相通联，维持着正常的生理功能。在牙龈沟里面，存在着大量的成纤维细胞、成牙周膜细胞、成骨细胞以及抗体细胞和抗体成分，另外，尚有血管、神经和淋巴系统，维持着牙周膜间隙的生理功能——这，就是目前我们所认识的"牙周健康的生理机制"，正是它们的正常运转，牙周组织方可持续地"为宿主效劳"。

可是别忘了，我在"口腔微生态"一节中曾讲了在口腔中存在着700多种不同类型的微生物，其数量更是以"亿"为单位来计量。这些微生物在口腔这个温暖、潮湿，食物丰沛的"热带雨林"中繁衍生息，别有一番"自由天地"！然而，最糟糕的是，它们要"抱团生存"形成不同类型的牙菌斑，并牢牢地附着在牙齿上。由于存在于牙齿硬组织上的牙菌斑的产酸功能，会让牙齿脱钙，便引发了龋损。这里，我要说的是存在于牙龈沟里的牙菌斑（与形成龋病的牙菌斑的主体细菌不同）的破坏力足以使——牙龈发炎，形成牙结石，并由此而成为慢性牙周炎的始动因素。

细菌—牙菌斑—牙结石—龈沟底被破坏—牙周膜被破坏—牙槽骨被破坏—由牙齿颈部开始向根部扩展—牙根的支持组织完全破坏—牙齿脱落。这，就是牙周炎的全过程。它的发生与发展，几乎没有"自限"作用，一旦开始，便一定是以牙齿的脱落为结局。

原来，当龈沟底开始被破坏的时候，便同时会发生一种修复过程：牙龈沟内的成纤维细胞要炎症性增生，目的是修复被破坏了的牙周膜；可是它们的生长速度远大于牙槽骨和牙周膜的生长速度。结果便是：在牙周间隙中，出现了一层炎症性肉芽层，隔离了牙骨质和牙槽骨。正是这样，从上到下破坏一点、隔离一点，如炎症得不到控制，便会一直破坏到根尖，最终致使牙齿脱落！从以上的一大段解析，大家便可基本明白慢性牙周炎是如何危害牙齿健康的；也能了解到，为何破坏一旦开始，便不可自限地最终导致患牙脱落。当然，这是一个漫长的隐匿过程，自始至终，均是以"年"为单位计算的。图2-11是一例慢性牙周炎患者的下颌骨实体标本，可见牙周组织被破坏的情况。

口腔医学对慢性牙周炎的治疗，便是出于两个目的：一是尽可能地让炎症停止；二是尽可能地诱导牙周

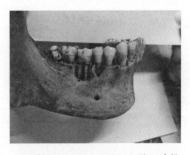

下颌骨实体标本：可见下颌第六牙槽骨已经完全被破坏；第五牙的牙周也被破坏得很多；其他牙的牙周，也存在牙槽骨的水平吸收；同时存在着第三磨牙的"前倾阻生"

图2-11　慢性牙周炎患者牙周组织被破坏的下颌骨实体标本

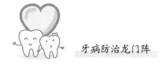

组织的修复功能发挥作用。目前，牙周炎的治疗手段，都离不开这两个目的。

（三）慢性牙周炎的治疗方法

1. 早期的牙周炎基础治疗

我们知道了慢性牙周炎的始动因素是牙菌斑和它的钙化产物——牙结石。牙结石停留于牙周袋内（牙周袋，是牙龈沟破坏后，向下延伸的一个"盲袋"，包括在牙槽骨上方的"骨上袋"和已在牙槽骨下方的"骨下袋"），让牙龈内壁和牙槽骨发生炎症，出现红肿、出血、溢脓等症状，随着这"盲袋"的加深，逐步到达根尖区，以致整个牙周支持组织被完全破坏。

第一步的基础治疗便是去除存留于牙周袋的这些始动因素——牙菌斑和牙结石，可做牙周洁或刮治（简称"洁牙"或"洗牙"）。

洁牙，有四个目的：①去除牙龈上和牙龈下的结石。②去除存留于牙周袋内的牙菌斑。③去除附着在牙面上的种种色素（它们可增加牙菌斑的附着）。④尽可能去除已经坏死了的牙骨质。这样，牙周袋变得较为干净，再适当辅以药物（1%碘甘油、碘酚、各种含漱剂），外用抗感染类牙膏（如丁硼乳膏），牙周袋的炎症便可相对地缓解下来。牙龈不再红肿，牙周也不再出血。

早期的慢性牙周炎，通过这样的基础治疗后，炎症即可缓解，牙周也会处于正常状态。正因为此，我们一再强调：定期、正确、完善的洁牙，是防治慢性牙周炎的一个最简单的正确方法。

2. 中期以后的牙周炎治疗

（1）中期以后的牙周炎，因牙周袋较深（5 mm以上），单用洁牙的方法很难达到治疗目的，目前多使用的是"深部洁刮治"法：使用洁牙器械仔细地伸入牙周袋内，清除牙结石和坏死的牙骨质及炎性肉芽组织。因为牙周袋是盲袋，操作起来十分不便，尽可能做到不要人为损伤正常的牙周袋底部，否则将造成医源性损伤，反而会加重炎症性破坏。

（2）翻瓣刮治术。如果牙周袋更深，从袋口伸入器械已经不可能操作，则必须使用进一步的手术——翻瓣刮治术。

这种手术，都用于中期以后的牙周炎患牙。方法是：麻醉—切开"附着龈"暴露牙根—清除根面上的牙结石和坏死的牙骨质、牙槽骨以及黏膜瓣上的肉芽组织—冲洗、缝合—塞治剂保护（相当于口内伤口的"创可贴"）—5～7天后去除塞治剂，完成手术。

这是一个极小的有创手术，在门诊1小时左右就可完成，出血少，基本无痛，术后一般可不必服用抗菌药物，仅仅使用含漱剂（淡盐水或"洗必泰"）减少口腔内的细菌数量即可，绝大多数都是可以正常恢复的。因此，也不必一提手术就紧张，"小菜一碟"而已。

上面说过，牙周袋可分为"骨上袋"和"骨下袋"，如果翻瓣后发现骨下袋较深，为了确保手术效果，必须使用一些进一步的手段方可达到目的，即阻止牙周的成纤维细胞快速增生，诱导牙槽骨修复性增生，诱导牙周膜细胞向着破坏处新生，阻止在破坏了的牙周间隙中的那一层隔离组织的形成，这样才能更有效地达到手术后支持组织增生，变"松动"为"稳固"的恢复效果。

常用的方法有：使用人工骨或自体骨植入骨下袋内，诱导牙槽骨的造骨细胞活跃，让牙槽骨新生。根面可使用一种"引导组织再生膜"（简称"再生膜"，英文缩写：GTRM）覆盖，用以阻止成纤维细胞的新生。这种再生膜术后不用取出，一段时间后，人体可自行吸收。目前有进口和国产两个类别。

从临床经验看，中期以后的牙周炎病变，在使用这些手段后，可达到较好的治疗效果，特别是牙槽骨的斜形吸收和垂直吸收病例；而牙槽骨水平吸收病例，手术效果不如前两者，相对来说，磨牙的根分叉区吸收被破坏，手术效果最好。

植骨的效果，也是自体骨较人工骨（羟基磷灰石）或异种骨（如小牛骨）的效果更好些。

（3）至于晚期的牙周炎患牙（破坏达到根长的2/3以上）的病例，即使手术，效果也极差，故不主张手术治疗。

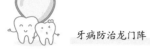

问题来了，中期及以前的牙周炎病变，临床症状不是很突出，常常可能被患者自己忽略；而症状较为突出者（牙松动、脓肿等）又常常已是晚期牙周炎了。那么，要如何才能有效防治呢？

还是如之前多次强调的那样：提高牙病防治意识，定期做口腔保健检查，定期洁牙，正确刷牙等是正确之选。目的均是让患者能在生活中基本维持着牙周的健康，即使出现了早、中期的牙周炎，医生也是可以及时帮助患者治疗的，而一旦已经发展为晚期损害，技术高超的牙医也无能为力了。

3. 慢性牙周炎的后续治疗

慢性牙周炎不仅仅是一种治疗困难的疾病，还是一种疗程结束后，也需不断复诊的疾病，原因如下：

第一，牙周炎是因为口腔内的大量细菌繁殖和不完善的口腔保健措施不到位所致。治疗完成后，口腔的环境仍未改变，微生物照旧很多，加上本来牙周组织抗感染力就不够强，因此定期复诊是必不可少的维持措施。"定期"复诊的时间要由医生来决定，根据患者的病变情况，半年、一年，都是可能的。

第二，要维持牙周的健康，可能需要不定期地服用一种中成药——"补肾固齿丸"，它是由华西口腔医院的张举之教授研究出来的中成药。多年来，华西口腔医院的研究生们，对它做了多次重复研究，证实它对维持牙周健康的确有效——停药3个月后，服用者牙周袋的生化指标、微生物指标等均能维持基本正常状态，临床症状也基本消除。因此，对晚期牙周炎患者，适当服用此药，是有一定缓解作用的。

第三，牙周炎常常不是单颗牙患病，而是由多数牙齿不同程度的病程组成的一个复合病变群。此时如有牙齿脱落（或拔除），需要做义齿修复（安假牙）时，就显得很困难——活动假牙，可能会增加已经患有炎症牙齿的"额外负担"，并加速它们的病变破坏；固定义齿，又因基牙的健康状况不佳不能选择；种植牙，在口腔内仍存在牙周炎未予控制时，种植的效果也要打折扣。所以面对这一状况时，医生总是要反复地权衡利弊，最后给出的修复方案多半是进行活动假牙修复，这样既可以给患者恢复部分咬合功能，又给治疗其他的病变争取了时间。即便修复后，患者也少不了要经常找牙医。

第四，被牙周炎破坏的牙齿支持组织，常常会使牙齿出现位移，即本来是一口整齐的牙齿，患牙周炎后，变得参差不齐了，或者出现间隙，甚至出现"扇形移位"（即牙齿向前方斜向变形，并出现多处间隙），这就要在治疗炎症之后，进入位置的纠正程序——后期的正畸治疗。此时的正畸治疗，是在不够正常的牙周支持组织的前提下进行的，且是在患者大多年龄较大、再生能力很低的情况下去实施的，这对正畸医生的水平要求很高，稍有不慎，反而会加速这些牙齿的脱落！故而也需经常复诊，以利于医生及时了解恢复情况，好做出必要调整。

第五，同样是因为支持组织的破坏，使得治疗后的牙齿仍可能有松动；而松动现象又会妨碍牙齿自身修复功能的发挥，因此应该适当地采用"松牙固定"措施。目前这一措施大概有三种：一是结扎固定；二是活动夹板；三是固定夹板。无论选用哪种方法，都是需要医生根据具体病情来设计的。

第六，晚期牙周病患牙，常常并发"牙髓—牙周联合损害"，这就需要再做牙齿的根管治疗，以控制牙根尖的炎症区域。

看看以上六条，除了口服药，哪一项都不是"省油的灯"！涉及了牙周科、修复科、正畸科、牙体牙髓科等几个口腔亚科。正因为此，我们才说，慢性牙周炎的治疗，是一个相当复杂的问题，是需要牙周科专业且有经验的医生才有可能"摆平的"。当前牙周科的医生又恰恰是十分稀有的，这就让治疗的选择变得并不容易。

综合以上，对慢性牙周炎患者，我总结了几点忠告：第一，选择正确的口腔保健措施；第二，定期做口腔保健检查；第三，定期洁牙；第四，需要治疗时，别见牙科就上，最好找寻有经验、有医德的牙周专科医生。

（四）关于罹患牙周炎人群的思考

摆在口腔医生面前的事实是，人群可分为三个大类：①容易患牙周

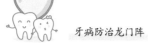

炎的人群。②终生不患牙周损害的人群。③虽然患有牙周炎，但进展较缓慢，破坏并不十分严重的人群。

这个事实，已经在口腔医学同行中引起了重视。20世纪90年代，原华西口腔医院的张锦才教授就提出了"牙周炎危险度"的概念。他发现，在世界范围内，确有一些人种极少患牙周病，而亚洲人种的患病率相对较高。我也发现，在就诊的口腔病患者中，确实存在着一个至老也能自动维持牙周健康的人群。

是什么原因造成这种对立的状态？目前，用"种族的""家族的"遗传因素似乎可以解释。深一步地说，在当前基因学说较为发达的前提下，我以为：造成这种"对立"状态的原因或许也是"基因"在起作用吧。牙周健康程度可能是由某些基因所决定的，一旦发生了某些基因的变异，就使牙周患病的风险上升。对于怎么去研究这个问题，怎么去控制与预防牙周疾病，也许都应列入口腔医学所要解决的问题之中。

七、你知道颞下颌关节是怎样管理开口、闭口和咀嚼的吗

没有人不吃饭，没有人不曾咬碎食物。在这尽享美食的时代，人们常常都在思考：哪家出了新菜品、哪里推出了特色菜、哪里的烤全羊味道最棒……吃，离不开牙，更离不开多数人都可能不了解的另一个重要结构——颞下颌关节。

一般人大多认为，下巴的上下运动，带动了长在骨头上的牙齿，用以嚼碎、撕咬、研磨食物，然后吞咽。可事实是——非也！人的进食过程离不开颞下颌关节的运动。

人（包括所有动物的）的下巴，之所以能上下运动，全靠着下巴和颅骨相连的一个重要结构——关节。正是这一关节的种种特点，才保证了人能顺利进食、正常生活。

说到这里，你应该感受到这一关节的重要性了吧？可是，它却是个容易出毛病的结构，以至于华西口腔医院的关节门诊"一号难求"。只要是上班时间，这里总是人潮涌动，患者们纷纷向专家们诉说着自己因

不能正常咬合而带来的苦恼，以求得解脱之法。

1. 颞下颌关节的解剖和生理功能

颞下颌关节，是由颅骨的颞骨和下颌骨髁状突共同组成的一个重要结构，正是它，保证了人能正常进食和说话这两大功能，所以，研究这个"它"，实有必要。

很多人都知道，人的膝关节是一个具有软骨垫（关节盘）的承重关节，而身体的另一个"承重关节"，就是颞下颌关节！它是人体除了膝关节，身体中另一个具有关节盘的关节，其重要性就不言而喻了吧！

颞下颌关节存在于颞骨上的关节窝，承接着存在于下颌骨升支上的髁状突，两者之间由关节盘相隔为上、下两个关节腔，外周有极为强健的关节韧带保护。关节面上，均覆盖着厚厚的一层关节软骨，关节腔里有润滑液存在。两大组肌肉附着于下颌骨上，司张口、闭口和咀嚼功能。两组肌肉分别是：闭口肌组、张口肌组。

2. 参与下颌运动的肌群——闭口肌组、张口肌组

闭口肌组由四组肌肉组成：咬肌、颞肌（分为前、后两个头）、翼内肌、翼外肌（四组肌肉双侧均有）。

张口肌组由两大群组成：舌骨上肌组和舌骨下肌组。前者有下颌舌骨肌、颏舌骨肌、二腹肌、茎突舌骨肌；后者有胸骨舌骨肌、肩胛舌骨肌、胸骨甲状肌、甲状舌骨肌。

以上12组肌肉，就是张闭口的全部力量来源。人在小张口时，舌骨下肌组不参与，它们只在人大张口时起到辅助和固定舌骨的作用。

这其中，闭口肌组均是强壮、厚实的结构；相反，张口肌组均为薄弱、纤细的结构。正因为此，人的下巴，总是处在"闭合"状态，没有谁会时时地把嘴张开（关节脱位者除外）！这些肌肉全部都是"骨骼肌"，由横纹肌构成，都听命于大脑、司随意运动功能。所以，人的张口、闭口运动，全部是大脑在指挥着。

就目前的研究看，张口肌组虽然薄弱，但终生很少出毛病；反而强大的闭口肌组，却会时不时地出点状况，从而使人的下颌运动出现麻烦。

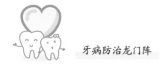

张口、闭口运动，可以区分为以下四种：小张口、大张口、下颌侧运动、下颌后缩运动。不同运动各自负责的肌组是不同的。

小张口——仅由舌骨上肌群负责；

大张口——由舌骨上、下肌群负责，而且有颞肌前组参与；

下颌侧运动（即是偏向一侧）——由一侧的翼外肌负责；

下颌后缩运动——由颞肌的后份负责。

我们不是说过此关节有关节盘存在吗，这个关节盘，在大张口时，要向前下滑动，闭口时，再回复到原位。这一运动是随着髁状突的运动而"附带着"运动的。至今，科学家们仍未找到牵引它们运动的肌肉纤维。

下面，我们来较仔细地梳理一下张口、闭口运动时的肌肉参与情况：

小张口时，舌骨上肌群收缩，全部闭口肌群舒张。此时髁状突仅仅轻微离开关节窝，下颌向下运动1~2 cm（这一活动主要是说话时产生）。

大张口时，舌骨上、下肌群同时收缩，双侧颞肌前份肌肉收缩，其他闭口肌组均呈舒张状态，髁状突向前下滑动，同时带动关节盘向前下移动，下颌可向下运动3~5 cm。

闭口时，全部张口肌群舒张，闭口肌群收缩（颞肌前份舒张），同时，髁状突向后上移动回位，关节盘也随之复位。

下颌侧运动时，下颌向着收缩侧的翼外肌方向运动，对侧翼外肌舒张；回位时相反。

下颌后缩运动时，双侧颞肌后份纤维收缩，其他全部肌群舒张，于是，下颌可以后退1~2 cm的距离。

分析了下颌运动参与的肌群，你就会明白，说话时，仅仅是下颌的小张口运动，并配合舌头的运动；而咀嚼运动却是一个必须全部张口、闭口肌群都交替参与方可完成的十分复杂的运动，当然，也少不了舌的配合。

说了这么多的口腔解剖和生理知识，目的是想让大家明白：为什么颞下颌关节可能出现病变。

八、"掉"下巴的颞下颌关节综合征及其防治

1997年，我对2 700名成人高考学生，做了颞下颌关节综合征流行病学的调查。调查问卷主要有五个内容：张口度；张口、闭口时的下颌偏摆；张口、闭口时的关节弹响（单侧还是双侧？张口、闭口的时限？弹响声的性质？）；各闭口肌群有无压痛点；有无下颌关节脱位史？

问卷中一些具体的指标现在记不清了，只记得总的结论是：青年人群的颞下颌关节功能紊乱综合征的"隐匿患病率"为41%左右（同期的研究文章调查的患病率在24%～46%）。所谓"隐匿"，是指这部分人群已经出现了确诊的颞下颌关节综合征症状，可是因为种种原因尚未成为"颞下颌关节功能紊乱综合征"的就诊患者。

下面，给大家摆个龙门阵。

20世纪90年代初期，我参加夜间急诊。一天晚上9点左右来了个十七八岁的女青年，不能闭口，下巴掉着，不断流口水，哭兮兮地坐在我面前，一看就是下颌脱位的患者。简单问过病史，知道这是急性脱位，没说的，复位！我用标准的手法复位术（口内法）给她复位，只几分钟时间便完成，她闭上了口。这时我要她去交挂号费和复位费（就10元），并特别交代：交完费要回来，我还有操作（治疗）要做。1个小时过去了，没见她人回来，去大厅看看，已是人去无踪了。好呀，又一个逃费的患者（见到急诊患者，常常是先处理后交费挂号的，因此常有逃费发生）。我对身边的学生说："这个患者很可能过一会儿要回来。"他们都不相信。结果，10点过，女青年回来了——下颌再次脱位！她一脸的羞愧。我轻描淡写地告诉她：要学会尊重医生、遵守制度。然后要她先去补交了第一次的欠费，就没有收第二次的复位费了（因第一次没操作完）。这次我用"口外法"给她复位（怕她咬伤我的手指），复位后再用绷带将她的下颌缠了起来，并要她2～3天内不准大张口。

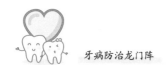

开始我之所以估计她要回来，就是观察到她是第一次脱位，且从她没家人陪伴和她的穿着上判断这个女青年多半是在外疯玩的，既缺乏一般常识，又没有下颌复位后应注意些什么事项的经验，所以再次脱位是难免的。

讲这个故事我想要说的是：下颌关节脱位，可发生在任何年龄段，通常患者自己不觉得自己下颌关节有病，放纵地大张口导致发生，如不及时就医，可造成很严重的后果——我在临床实习时，见到过下颌脱位5年不能复位的患者。想想这几年这患者是怎么过来的？！真令人心酸！后来这位患者被收入院，医生用手术方法才帮助了他——切除了髁状突。

像这样的龙门阵是摆不完的，书归正传吧。

颞下颌关节疾病，可分为两个大类：功能性的和器质性的。

功能性者，虽有症状，但无结构的破坏，通过一系列的医学调整，是可以恢复正常的。

器质性者，是指颞下颌关节的结构出现了破坏，致使出现了一系列的症状，此时的治疗，就很麻烦了。

1. 颞下颌关节功能紊乱综合征

颞下颌关节功能紊乱综合征，是目前发病率最高的典型功能性疾病，已经成为口腔医学第三大高发疾病（前两者分别是龋病和牙周病）。据调查，在中国，该病症的总体人群发病率为26%～46%。其主要症状包括两大类：颞下颌关节本身的症状和颞下颌关节外的症状。

颞下颌关节本身的症状：张口、闭口时有弹响声、下颌运动时的偏摆、张口困难、闭口时不能复位、下颌脱位、咬合疼痛、闭口肌群的压痛点等。

颞下颌关节外的症状：头痛、眼症、耳症、颈肩肌乏力、失眠、精神紧张等。

颞下颌关节功能紊乱综合征之所以叫"综合征"，因为它并非是单一的疾病，症状不像龋病只表现在牙齿上，而是一组临床症状错综复杂的疾病的总称，病症甚至会扩展至头、面部和全身。

颞下颌关节功能紊乱综合征的病因也十分复杂。华西口腔医院的罗宗赉教授、徐樱华教授经过多年的研究，指出该病因大致包括：牙源性的、功能性的、肌源性的、心因性的、神经性的、精神性的等多方面因素。

该病有典型的症状时，诊断一般较为容易；当症状出现在颞下颌关节外时，误诊率是很高的。外科、内科、神经内科、五官科、眼科、口腔科……很多患者转了几个大圈子，最终在口腔科得到医生确诊。

颞下颌关节功能综合征首诊的病史采集十分重要。采集病史时，医生一定要仔细又仔细，口腔检查也万不可大意。对此病，应该有专门的病历记录，各种典型症状都应一一列出，医生必须认真地逐项填写首诊记录。通过病历记录，基本可以判定患者的发病因素，这样才能对因治疗。

此病的治疗也是五花八门：必须针对每个患者可能的病因"对因治疗"。通常最简单的是由"牙源性"的因素导致的颞下颌关节功能紊乱综合征，此种情况下本着以"去除下颌运动障碍"为目的，通过一两次咬合调整便可治愈。其实，对于颞下颌关节功能紊乱综合征，能真正做到查明病因、对因治疗者，已经是这个专科的大专家了！就"下颌运动障碍"而言，能真正找到"咬合高点"的医生就是凤毛麟角！没有长期的临床经验，"咬合高点"一词，对他就仅仅是一个概念！

在口腔疾病的治疗中，此病是唯一可能需要用心理干预来治疗的疾病。因为精神性、心因性原因诱发此病者不在少数，例如悲伤、抑郁等诱因；其他如肌电治疗、针灸、按摩、拔除尽头牙、肌内封闭、制作咬合板调整咬合等，也都有可能成为治疗该病症的手段之一。

不管由何种病因导致，最初的"预试治疗"（也可叫作"关节病的基础治疗"）都很重要：理疗、热敷、双侧咀嚼、勿咬硬物、避免大张口等均可以实施，有时，就这么做处理也可缓解症状。如不能缓解症状，方才采用其他的"对因"手段。

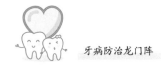

2. 颞下颌关节脱位

关节脱位是颞下颌关节功能紊乱综合征较为严重的并发症。它可见于任何年龄段。在关节周围存在着强壮的关节侧副韧带，脱位，就是髁状突的动度突破了韧带的防控能力，从关节窝中向前下方脱出来了。

急性脱位，用手法复位即可，方法是：双侧拇指压在下磨牙的牙面上，向下用力牵引下颌，以使闭口肌群张力降低，2~3分钟后再用力向后上方将髁状突弧形越过颞骨的关节突，达到复位的目的。这就是下颌关节脱位后经典的"口内复位法"。此法有个缺点：偶尔可能因为医生操作不够熟练，复位的那一刹那间，患者的磨牙可能将医生的手指咬伤。因此，医生一旦感觉到下颌已经可能复位时，必须迅速将手指滑到牙面的外侧，这样当关节复位带着牙齿咬紧时，医生可以避免自己的手被咬伤。

后来有学者发明了"口外复位法"，效果虽不如口内复位法，但对大部分的患者可能成功。因为下颌脱位后，下颌支上面的两个突起——髁状突和喙状突都是向前下方"突着"的，在患者的脸上，就可扪到喙状突，复位即是向着后面推动喙状突，所以只要不是在"极端"的情况下，都可能成功。"极端"情况则是指关节突较高，髁状突回位时不能越过它而导致失败。这时就只有改用"口内复位法"了。

急性脱位复位后，一定要包扎好下颌，以避免下颌的大张口运动，2~3天再撤除比较安全。

另一种脱位是"习惯性脱位"，即下颌反复地脱位后，让侧副韧带松弛，患者稍一大张口时，髁状突便滑出了关节窝。不过，"九折臂终成良医"，这类患者通常自己有方法复位：摆动下颌，先让一侧髁状突回位，再复位另一侧。这种情况常常在牙医的椅位上就可看见，临床工作久了，也就不觉稀奇。

3. 关节盘嵌顿

有人即是在大张口时，关节盘向前下移动后，没随着髁状突一起后退，反将髁状突限制在关节窝的前部，不能复位，它和关节脱位不同的是，髁状突没有越过关节突，不在关节窝外面，而是在关节窝内，不能回位的原因就是关节盘没有回位，所以叫作"嵌顿"。此时下颌处在"半闭"状态。

理疗、热敷、按摩等措施有时可以奏效，顽固的嵌顿，只有在关节腔内注射药物才可缓慢地让它逐步复位。药物大多用"透明质酸钠"注入关节上腔，可增加关节头的滑动和保护关节软骨，让关节盘修复。

4. 关节盘穿孔和关节软骨破坏

这已经是典型的器质性损害了，张口度低和咬合痛是它的主要症状，多由长期的功能紊乱转化而来。目前主要的治疗方法是使用颞下颌关节镜清洗关节腔和注射透明质酸、激素、抗生素等药物。缓解症状、协助破坏区修复，是这一治疗的目的。

5. 关节的炎性破坏

病因尚不十分清楚，可能是风湿性的，也可能是抗原抗体反应或血源性的。使用关节镜清除破坏组织，注射药物，是该病主要的治疗方法。久治不愈时也可考虑手术，做坏死部分的切除。

6. 关节粘连

长期慢性炎症的后果即是如此，症状是不能张口或张口度低于1 cm。病变是髁状突和关节窝的软骨破坏，发生了髁状突和关节窝的纤维性或骨性结合，固着了髁状突，使之不能运动。目前，多用的方法是高位的髁状突切除术，用以恢复张口、闭口运动。

7. 髁状突骨折

这是外伤性的，容易诊断。治疗可采用手术方法将折断的髁状突和下颌支连接起来（可以用钢丝固定，也可用钛钉固位），术后避免咬硬物和大张口。4~6周可以恢复功能。

8. 肿瘤

下颌支的肿瘤，或髁状突本身的肿瘤，均需切除关节头。切除后，常用自身的肋骨修复，也可用人工骨（羟基磷灰石）代替修复。就肿瘤的治疗来说，这已经是相当有效的方法了。

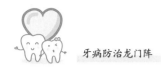

以上，就是当前可以见到的"颞下颌关节疾病"防治的主要内容了。

一组标准的关节位X线片（双侧、张口位、闭口位），是鉴别诊断颞下颌关节疾病不同问题的重要依据。可是到目前为止，能拍出这种标准片的机构并不多，一般都要在专科医院方可实现。没有一套完整的X线片资料，再有经验的临床医生，对其病变的性质也是不能确定的。

读完这部分关于颞下颌关节疾病的内容，你不妨摸摸自己耳前的关节区，看看在张口或闭口时，是否有弹响发生？如有，可能就是最常见的颞下颌功能紊乱综合征的早期症状，如果不放心，不妨到专业的口腔医院关节科瞧瞧！

最后再说说"夜磨牙"的问题。我从儿时起，便听到有一种说法："夜磨牙是由蛔虫寄生所致，打打虫就好了"，其实，绝非如此！夜磨牙，是颞下颌关节的肌肉组出现了"功能紊乱"所致。要想治疗，驱虫是毫无帮助的，还是找专科牙医为好。

牙医的治疗方法包括三个方面：

心理治疗；肌电治疗；咬合板（一种调整咬合功能的"功能矫治器"）。如确诊的夜磨牙患者，建议寻求专业医生治疗，以保护你的颞下颌关节。

颞下颌关节疾病大致如上，但愿通过详细的解析，能让你对这一类疾病的存在和治疗有更全面的了解。

九、智齿（尽头牙）阻生，"拔"还是"不拔"

（一）什么是阻生牙？

严格地说，人体内所有应该生长出的牙，到期没有长出来，都可以叫作"阻生牙"。一般情况下，常常可能发生阻生的牙齿有：上、下颌的第三磨牙；上、下颌的尖牙；上、下颌的第二双尖牙（偶尔有）。其他牙位的阻生牙，临床上虽也有见到，但发生率极低，就不必说了。最常见的是第三磨牙的阻生，我就来重点说说它。

（二）第三磨牙（智齿）的阻生

人到18岁左右，都会在牙列的最后边，生长出第三磨牙来。此时，表示小孩已经长成"大人"了，学术界给了第三磨牙一个文绉绉的雅号——"智齿"。故名，长出了第三磨牙，你才聪明了、懂事了、有智慧了。当然，这是说着玩儿的。"有志不在年高，无志蠢长百岁"，如今有太多的"神童"出现——十二三岁读大学，22岁博士毕业，24岁当教授等，已经不再是天方夜谭。所以是否长出第三磨牙，都和智慧是无关的。"智齿"，仅仅是个称呼罢了。

另外，此牙长在牙列的最后，常常又将它称为"尽头牙"。这里要说明的是：第三磨牙、智齿、尽头牙，三者是一回事，大家别弄糊涂了。本书说的"阻生牙"，就是专说的这颗牙齿——当第三磨牙不能正常生长时，人们就称它为"阻生牙"。因此，本书中所说的不是泛指的其他牙位的阻生，而是专指的"尽头牙的阻生"。

另外也得说说：现代人的颌骨，和古人类相比，是有大的退化的。这是因为人类在进化过程中，牙齿的防卫功能已逐渐失去了，食物也越来越精细化，所以颌骨就在不自觉中成了退化器官，较之古人类，现代人的颌骨既小又薄。（图2-12）

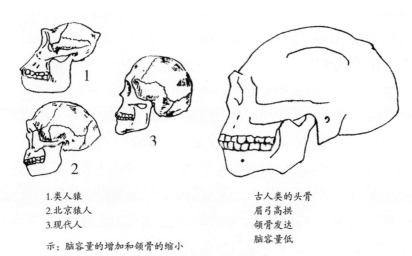

1.类人猿
2.北京猿人
3.现代人

示：脑容量的增加和颌骨的缩小

古人类的头骨
眉弓高拱
颌骨发达
脑容量低

图2-12 颌骨的退化现象

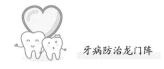

同时，人的牙齿却未能与颌骨同比例地退化。现代人与古人类的牙齿在数量上是相同的，体积也小不了多少。所以，这最后一颗牙齿的生长常常是不能正常就位的。这好比只能坐三个人的轿车后座，硬生生地要挤进五个人。可以想象：在拥挤的座位，大家都是坐不规矩的，只能东倒西歪了。这就是第三磨牙的阻生在口内五花八门出现的根本原因。正是如此，也给牙齿的主人带来许多痛苦。

（三）阻生牙的发病率

有研究称，人类出现第三磨牙阻生的概率不小于90%，也就是说，能正常萌出的此牙仅仅在10%左右。也有研究表明，该病发病率为60%~70%，不管这具体的数字多少，反正都想说明同一点——这是个高发的病症。

另外有两种状况：骨内埋伏和牙胚缺失。相比较，前者较后者多些，真正的牙胚缺失者比例是极小的。过去有句话：生前尽头牙没长出来，死后都是要长的。说的就是骨内埋伏。过去用的土葬法，人去世入土后软组织要腐烂，只留下骨头，这时，原来没有"长"出来的这颗牙齿就可以见到了。显然，这并不是"长"出来的。这话说明的是：具有第三磨牙是每个人的"权利"，牙胚的缺失，只不过是牙胚发育中的极少畸形罢了。

（四）阻生牙是"智齿"还是恶魔?

1. 智齿冠周炎

智齿因位置不正，多会留下一个深浅不一的软组织"盲袋"。在盲袋内，没有口腔的自洁作用，食物残渣、细菌团块就会在盲袋内"闹翻天"，导致牙冠周围发炎，称为智齿冠周炎（简称"冠周炎"）。

人的面部软组织之间，存在着相互沟通的薄弱环节，若这些环节发生感染，则称为"间隙感染"。这冠周炎，就最易侵犯咬肌间隙、咽旁间隙和颌下间隙，一旦波及这些间隙，大多便会出现脸肿了、张不开口了、吞咽器官活动疼痛了，全身也会出现发热、血象高、头痛、失眠、进食困难等症状。

治疗方法：局部冲洗（抗厌氧菌冲洗），上抗菌药；全身上抗菌药、支持等。病程短则一周左右，长的可达2~3周，给患者带来诸多不便。所有医生都会在治疗中告诫患者：先消炎，后拔除患牙（急性炎症需要消炎后方可手术），患者多数都会爽快地答应。可是，我竟然见到过一年四次冠周炎发生者，尽头牙依旧保留的病例；还见到过因冠周炎反复诱发咬肌间隙感染，留下"颊部瘘管"的病例（这是典型的软组织炎症引起下颌骨感染后，遗留的慢性骨髓炎损害）。

　　这些患者之所以没有拔牙，原因太简单了——害怕拔牙！我们只能说，这种心因性的抗拒，对自己是毫无好处的；给患者带来的，也一定是各种痛苦，甚至会导致付出生命的代价——冠周感染扩散到大脑或纵隔，引起的脓肿常常是致命的。

　　2. 下颌牙错位

　　牙齿的萌出力，是一种向上的力，即是由牙根向着牙冠方向的一种推力，但尽头牙错位生长，方向改为向前方生长时（水平阻生或低位前倾阻生时），这萌出力便会变成向前方的对整个牙列施加的一个推动力，这样，既可造成前方的单根牙向颊、舌侧错位，也可造成多个牙的𬌗向错位，从而让人出现咬合障碍。久而久之，这种障碍可转换为咀嚼肌的功能失调，进而引发颞下颌关节功能紊乱综合征，带来一系列想不到的症状（请参见"颞下颌关节疾病"一节）；如是单根牙的错位，又可能会是正畸治疗后保持不到位者畸形复发的原因之一。这也是对于接受正畸治疗后的孩子们，应该在18岁左右做认真复查，以确定有无尽头牙导致畸形复发的因素，如原因确切，应尽快拔除尽头牙。

　　3. 阻生牙对邻牙的危害

　　正常的牙列，是每两颗牙之间通过相邻面的"触点"相接触的排列方式。尽头牙阻生时，将会改变为：尽头牙的牙冠顶在前面牙的牙颈部（如图2-13所示）。此时，在这两颗牙之间，会出现一个相当大的间隙，正好成为食物和牙菌斑存留的场所。不巧的是，牙颈部的钙化程度低于牙冠的钙化程度，所以绝大多数情况都是以相邻的第二磨牙的牙

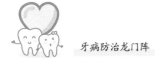

颈部的龋坏为代价，直到出现症状时，第二磨牙已经被破坏很严重了。临床所见的第二磨牙龋损在龋齿中所占比例相当高，就是因为这个原因造成的。从咬合效率看，第二磨牙的效率大大高于没功能的阻生牙，大约是整体咬合力的30%左右，一旦损失，实在可惜。我曾看过一篇名为《第八个是智齿》的小说，说的是，一个单位的游手好闲者，长于"打小报告"，将此单位的技术骨干打压得抬不起头，最后弄垮了单位。这个故事之所以用《第八个是智齿》之名，应该就是看清了智齿的特点：无功能阻生牙将有用的邻牙弄坏。此小说是我于20世纪70年代末读到的，但却至今不忘，就是因为这名字太形象了。

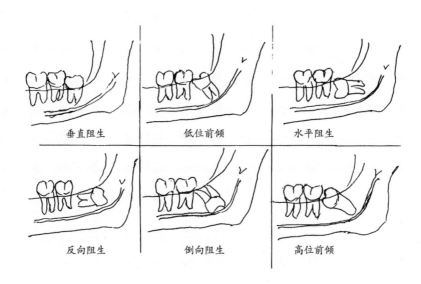

图2-13　常见阻生牙位置示意图

我的一批"不听话"的患者，就因阻生牙的关系导致第二磨牙损坏，至今仍在"以身说法，后悔不已"。

还有一种对邻牙的损害是暗藏的——有时，低位的水平阻生可能不会穿破口腔黏膜，在口内是看不到的，可是，因为这"萌出力"的作用，将可能对邻牙的牙根部形成压力，致使邻牙的牙根部骨质吸收，出现类似于根尖周炎的症状，也不得不治疗邻牙的牙髓。

总之，一旦阻生牙（尽头牙）没有长好，受害最大的就是邻牙。拔除阻生牙，保护好邻牙，这是治牙的基本原则之一。

（五）阻生牙的拔除方法

同于上面，这里所言的阻生牙拔除，也特指下颌第三磨牙的阻生牙拔除。

因为解剖结构关系，上颌第三磨牙的阻生拔除手术相对较为容易，和常规的拔牙术并无太多区别，故此，不做太多介绍。

下颌阻生牙因位置变化很大，加之下颌骨的"外斜线"（解剖名称）的骨质厚度与硬度都很大，对于拔除阻生牙十分不利，故此，拔除下颌阻生牙，一直都是口腔门诊的难题之一。

所谓阻生牙，就是说，这牙受到阻力而不能正常萌出。因此，我们先来说说阻力的来源。

（1）来源于邻牙。因为阻生牙的长轴未能正常旋转，其长轴方向变为了指向前上方，可是这里正好有第二磨牙存在，被此牙阻挡致使不能就位。

（2）来源于下颌骨的"外斜线"。这是下颌骨在发育中为了支撑咀嚼力，在下颌体与下颌支的连接部，特别地加厚、变硬（此线从后向前，一直到第一磨牙附近消失）。正是因为它的硬度大，给下颌第三磨牙的萌出带来妨碍，使其变成了阻生牙。

（3）来源于尽头牙的牙根形成位置。这种阻力产生的原因尚不太十分清楚，可能与下颌骨的发育和此牙的牙胚发育有关。全口的恒牙都是在牙冠萌出后才慢慢形成牙根，只有第三磨牙除外，它是在牙冠一边萌出时，便一边在形成牙根了，当在口内能见到它时，绝大多数的牙根都已经是形成的了。

有了以上分析，大家就会明白：拔除阻生牙的关键，就是"如何消除阻力"了。

前面说了，相邻的第二磨牙是有较大功能的，因此对这来源于"邻牙的阻力"，一定不能从邻牙方面去考虑，只能从被拔除的牙上

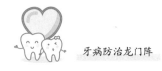

面去找方法。

过去治疗的经典方法是：黏膜切开—翻瓣—劈开—凿骨—清除被拔牙—清洗创面—缝合伤口。其中"劈开"就是沿阻生牙的牙冠长轴内外向（即为颊、舌向）地纵行劈为两半，以便避开邻牙的阻力，分别取出阻生牙。同时，因外斜线的阻力亦大，必须将阻挡取出牙齿的一小块骨组织去掉。这就是"劈开"和"凿骨"的目的——"消除阻力"。可是，这两种操作，都是需要用治牙器具对患牙进行敲击的，会给患者带来震动和不适。近年来，随着微创技术的推广，让阻生牙的拔除更加的人性化——两种可能的敲击都免除了—— 使用反转手机，将阻生牙的阻力部分磨除，外斜线部分亦可用此机切削，这样，阻力点的去除变为常规地使用牙钻机。只要不是过于特殊位置的阻生牙，都可以顺利地完成拔除。

特殊位置的阻生牙拔除术，因位置不同因而方法不同，操作起来相当复杂，在此也就不一一做解了。唯一需要提醒的是：因阻生牙的拔除术难度差别太大，医生有可能因藐视它而出现风险，带来诸多麻烦，所以，将每例手术都视为"困难级"，将是有益无害的。

说明一点，上面说的"劈开"方法，是用专用的口腔凿子，置于牙上，轻轻一敲即可，并非是用开山大锤和暴力。华西口腔医院已故专家姚恒瑞教授在20世纪70年代曾有研究，"劈开的力"在凿子韧口锋利的前提下，仅仅为0.98N（牛）即可。正因为此，用劈开法拔除"前倾阻生"和"高位水平阻生"，以前基本是口腔专业的惯例，最少也在口腔门诊使用了40年。直到21世纪以来，才有反转手机问世，"微创拔牙"方才得以推行。

（六）阻生牙拔出术及注意事项

1. 术前

患者首先应有接受拔牙的心理准备。无论如何，虽是一个小手术，也会有一定程度的损伤，因此，心理准备十分重要。我认同"拔除此牙后，会给自己带来益处"是最重要的心理准备之一；相信"手术医生有能力完成这个手术"，也是必须建立的信心；相信"麻醉下是无痛的"更是很重要的心理准备之一。

2. 术中

医生应嘱咐患者尽量地大张口，尽量地保持头部不动，尽量地减少吞咽动作，摆出一个较为舒适的手术姿势，都是对医生的一种信任与支持。这种合作，不仅仅给医生带来方便，实际也是减少患者自己不适的主要方法之一。

术中有任何不适（全身的和局部的），患者都应立即告知，让医生对其状态有个完整的了解。特别是在铺上手术巾之后，医生的视野受阻，更是应该将不适及时告知，免于出现危险。

3. 术后

相对来说，阻生牙拔除术花时间较多，出血量也大于普通拔牙术。术后，应做术区的冷敷，以减少疼痛和肿胀。疼痛时，应按医嘱口服3~5天抗菌药和止痛药；术后可能出现术区肿胀和吞咽痛，应该进温和软食，餐后漱口和使用含漱剂，用以保护伤口。

如出现下列情况，应立即复诊：①剧痛不止。②吐出全口鲜血。③呼吸不畅。④发热、局部红肿不退、全身不适等。

总之，阻生牙的拔除是牙槽外科的一个小手术，医患合作是完成这个手术的先决条件。术后的反应都是可以对症处理的，一旦出现意外，急诊转到上级医院应该是较好的对策。

十、什么叫"牙齿的增龄性磨耗"

"牙齿的增龄性磨耗"虽然是个较为专业的问题，也很有意思，权当故事来看吧。先说一个大家都知道的事情：过去，农耕社会，牲畜是很重要的劳动力，人们怎么判断马、驴、牛等动物的年龄呢——"看牙齿"。看看这些动物牙齿的磨损程度，便可粗略估计出这些动物的年龄了。这方法一直流传到现在，仍是个极为有用的实用技术。"看牙断龄"这个方法说明一点：牙齿是随着年龄的增大在逐步磨损的。

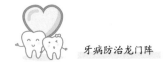

口腔医学把人牙的磨损称为"磨耗"。在临床上，我们可见到以下四类牙齿的磨耗状态：①全牙列的磨损（包括前后牙均匀的磨损）。②后牙为主的磨损（此时前牙相对磨损较轻，后牙磨损较重）。③前牙为主的磨损（与上一条正相反）。④个别牙磨损（这是患者长期咀嚼习惯所致的某个牙位的磨损，其他牙位基本正常）。

为什么同样是咀嚼，牙齿的磨耗状态会出现如此的不同呢？只用"咀嚼习惯"是不能完全解释的。有人提出一个可解释的理论，有点"打脑壳"（方言：费解之意），我们不妨在这里说说，看看大家是否可以明白。

1899年，美国人Angle提出了一个有关人的"错𬌗畸形的安氏分类法"（又称为"安氏错𬌗分类法"）。这个分类的要点是：以人的上颌第一恒磨牙为基点（因为上颌牙是固定不动的，咬合这一动作是下颌牙运动完成的），在无功能时的闭口状态下，因上、下颌第一恒磨牙的关系不同而分为三类：

安氏Ⅰ类——中性𬌗。双侧上颌第一恒磨牙的近中颊尖正好咬在下颌第一恒磨牙的颊侧沟。此时，上下颌的关系正常。

安氏Ⅱ类——远中错𬌗。上颌第一恒磨牙的近中颊尖，咬在下颌第一恒磨牙颊沟的前方，此时整个下颌牙列都在偏向后方的位置。

Ⅱ类一分类：前牙向唇侧倾斜，如深覆𬌗、深覆盖、开唇露齿等畸形。

Ⅰ分类亚类：仅为单侧远中错𬌗，另一侧为中性𬌗。

Ⅱ类二分类：前牙向内侧（舌侧）倾斜，如内倾型深覆𬌗。

安氏Ⅲ类——近中错𬌗。上颌第一恒磨牙的近中颊尖咬在下颌第一恒磨牙颊沟的后方，此时整个下颌牙列都在偏向前方的位置，如前牙反𬌗（方言：地包天）畸形。

Ⅲ分类亚类：仅一侧为近中错𬌗，另一侧为中性𬌗。

这种分类的方法一直沿用到现在，仍然是正畸专业的"日常用语"。知道了安氏错𬌗的分类，我们再说说这磨耗区的位置与分类的关系。

（1）全牙列磨耗——由于是中性𬌗，全牙列关系正常，因此，在使用中出现的磨耗是均匀的，前后牙列几乎有相同程度的磨损。

　　（2）前牙区磨耗——安氏Ⅱ类错𬌗，此时，主要磨耗区出现在前牙，后牙相对正常。

　　（3）后牙区磨耗——安氏Ⅲ类错𬌗，此时磨耗主要集中在后牙，前牙相对正常。

　　由于牙齿的增龄性磨耗，会带来上、下"𬌗间距离"的变短（称为"深覆𬌗"），可能迫使颞下颌关节头的前移，从而出现关节功能的障碍，因此需要适当地升高"𬌗间距离"，用以保护关节。

　　方法是：戴上一个"咬合垫"，让咀嚼时关节头的前移程度不要过大，这样，可改善这类深覆𬌗带来的关节疾病症状。

　　相对来说，这类问题的治疗是比较复杂的，如患者真的出现了这种损害，一定要多听听颞下颌关节专家们的意见。就是戴上咬合垫，也需要一段较长的时间方可适应。

　　上面说到的"安氏错𬌗分类法"以及牙齿的增龄性磨耗的理论部分，大家也不必介意，这些内容实在是过于专业，但是，要分析原因又不得不说，就当成故事来读吧，可配合牙病的警报系统中相关内容共同理解。

十一、老年口腔病的"特色化"诊疗和处置

　　我国已经在不知不觉中进入了"老龄化"社会，老龄人口的数量已相当惊人。人进入老年，全身的生理功能都会出现许多"难言之隐"，就口腔疾病而言，也是如此。

　　失牙多、断根多、假牙多；癌变可能性高，适应能力低；子女不在身边多、行动能力差、理解力差、听力差，导致与医生的交流不是很顺畅，传统的治牙误区多，可能会上当受骗等。因此，面对不同年龄、不同状态的老年口腔患者，医生的处理一定要"量体裁衣"，根据患者的状况做出最合理、最恰当的治疗计划，以便能在最小干扰下最有效地帮助到他们。

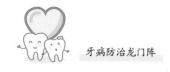

（一）诊疗步骤

面对每一个老年患者，第一步是仔细了解他的全身状况（最好有检验报告）、治牙经历、饮食喜好、找医生的目的等。通过这一了解，医生会对患者的现状做出个基本判断："患者处于一个什么状态"，好交流或不好交流；全身状况好或差；治疗的要求高或低；对口腔治疗的了解多或少。

第二步是口腔检查。针对患者的描述，重点找出其存在的问题，并同时对其的口腔状况做个基本检查（用以帮助医生对其的口腔疾病的进一步了解，并作出治疗计划）。

第三步是根据患者的状况，列出医生能提供的几种治疗方案，并给出每种方案的优、缺点（如患者有家人陪同，这些建议一定要请他们也听听）。这样，可以达到较为有效、合理的沟通，也是尊重患者的较好选择。如患者是行动不便的老人，最好尽量减少其他检查（如拍片、化验等），尽量给出最直接、最有效的方案。给予患者最实在的帮助，是每个牙医应该尽到的职责。

第四步才是医生的处理。因为老年人的状况千差万别，医生一定要根据具体的"他"的状况来处理，切不可"一刀切"，也不可不断地要求老年患者"大张口""舌不动"等，只要能去处理即可（同时要避免意外伤害），并要尽快完成。如：一颗死髓牙，本应该给患者做根管治疗，可是患者只要求"不痛"，这样一来，医生只需选择清洁髓腔后封上消炎药即可。相反，如果选择做根管治疗，可能会给双方都带来极大的麻烦，还不一定是最合理的方案。又如：一颗极为松动的牙齿妨碍了患者进食，也可以用表面麻醉的方法给他清除，这样便可立即将他最头痛的问题轻松解决，患者的心理满足度就会很高。相反，如看见患者是老年人，便不假思索地将他推荐给大医院的"监护拔牙科"，这样做本身并没有错，可是，先是监护拔牙科的预约期可能长达几个月。你想过吗，这几个月患者该怎么"熬"过去呢？

上面，主要说的是如何针对老年牙病群体如何才能作出有效的治疗处置，这是"人性化"的大体内容，每个牙医都应该明白。

（二）"特色化"诊疗

下面，我们再讲讲老年牙病群体的牙病特点。

1. 修复需求较多（安假牙的需求量大）

人到老年，失牙的概率是很高的。为帮助他们进食，合理地配置假牙就显得很迫切了。我在前文中已经说了很多，这里仅仅是针对老年患者给出一些建议。

活动假牙、固定假牙、种植牙，是当前假牙的三个大类。我建议，固定假牙应该少选，理由是老年人剩余的天然牙也不是很健康，除非仅仅是个别牙的问题，尽量不选固定桥（固定义齿的一种），"长桥"更不应选！"长桥"的使用可能在短期内不错，可是时间长，基牙的问题会很快出现，使得这个修复体报废，而"长桥"的费用是很高的，这个选择实际上是让老年患者花了冤枉钱！

在安装"活动牙"还是"种植牙"的问题上，就应该视患者的口内状况而定。如患者全口失牙，牙槽嵴又低矮，种植义齿的固位不是太好，这时便可以选择"种植+活动"修复。低龄老年人（60～70岁）如口内存牙很好，也可选择失牙的种植修复。如患者基本可以适应不很稳固的活动牙，也可以用"义齿+垫底"的方式治疗。垫底材料有国内生产和进口的"软衬材料"，特别是针对一些高龄的全口失牙患者，原有假牙因松动不好用时，这种"软衬"方式较为实用。如果是给他们新做假牙，反而让他们感到极不适应，真所谓"徒增烦恼"罢了。

有时，患者失牙多，剩余的天然牙也很不好，为帮助他能尽早恢复一点咀嚼功能，甚至可用单区（甚至单个）的活动牙来修复。其实，从理论上说，这样做是不合理的，但从实用价值来看，对"这个患者"来说可能会是最好的选择！

上面这一段，我只是想说明一点：个别情况要个别处理，特事应该特办！不能呆板地处处都用理论上的结论去处理一切，这样做，只能用"教条"来评价了。

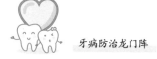

2. 口内的天然牙处理

若牙病患者的天然牙或者牙周病严重，又或者龋损已到晚期（所剩只有残根或残冠），这确是很令医生头痛的状况——拔牙吧，患者受不了；不拔吧，口腔病灶存留。

首先，对三度以上的牙周病牙应该拔除。

其次，三度以内的，只要无症状，可以暂留，让患者维持一点点轻微的咀嚼功能。

失牙区设计的活动假牙修复，基底应较大，用以增加黏膜支撑的力度；相反，只要假牙不掉，卡环却应该较松，甚至有意设计一些"倒凹固位"，以不过多加重已经不完全健康的天然牙负担，避免加快它的"失能"为基本点。患者在使用中，可能会不断地出现真牙"失能"的情况。这时，只要假牙能使用，可在假牙上增加修复体，以维持使用。如是支撑牙或卡环基牙脱落，也可在旧义齿上重新设计，选可用牙做固位体，修复旧义齿。这样做，对患者是最小化干扰，费用也不高。

对残根冠的态度也是如此：只要暂时无症状，也可做"非正规覆盖义齿"，牙根的问题可逐步地去处理。

临床上，我们见到前文讲到的这类修复体绝不是个别现象，且大都能勉强使用。需要提醒的是：作为牙医，既不可置之不管，也不可任其自然，较好的选择是，一边给予咀嚼帮助，一边对病灶给予处理。

但无论以上哪一种状况，都说明患者的牙病防治意识很低。我们应该尽可能地多做些口腔保健的宣教工作，用以提高大众的自我保健意识，降低剩余牙被破坏的速度。这也是口腔医生的职责范围。

3. 慢性病风险

慢性病是老年群体的共同风险，为老年患者诊治，必须首先想到此点。作为患者，想不到要主动给医生全面介绍自己的其他慢性病，这很正常；但作为医生，一定不能忽视此点。因为老年患者惧怕口腔处置，有时出现一点点不适，也可能诱发大面积的心肌梗死，这是要注意的特高风险（据我所知，曾有一个老人因前列腺问题，在医生做肛门指诊时，发生了心肌梗死，虽经及时抢救却也没能挽回生命）！因此，如已出现过冠状动脉供血不足的情况，或已经诊断出大血管瘀块，或已经做过心脏搭桥、安放支架、带有起搏器等，都应该事先给医生说明，切不可心存侥幸。

另一个高风险的问题是"麻醉意外"。曾经注射过麻醉药（多指利多卡因）的患者，也可能发生晕厥，甚至过敏。因此如要注射麻醉药，最好备上抢救设备，以免发生意外。

糖尿病是老年人群的高发病，对身体创伤的修复有较大影响，对于择期手术的患者，一定要控制好血糖后再做牙科治疗，即使是不复杂的拔牙，也应如此。因此，对有"三高症"的患者，医生是一定要采集其病史的。

当前较为普及的健康体检对临诊有很大帮助，慢性病患者上医院时，最好带上近期的体检报告，供牙医参考。

总之，面对老年患者，既应尽可能地满足他们的要求，又要避开风险，这是口腔门诊一定要注意的大事。

十二、怎样进行自体牙的移植与再植

门牙摔掉了怎么办？这是和种植牙不同的两个概念。种植牙的方法是：用人工材料当作牙根，给失牙患者植入体内。而下文所言内容是自体牙的移植与再植问题，通俗地说就是两点：

第一，自己的牙齿是否可以换位再植？

第二，自己的牙齿不幸外伤脱落，是否可以再植回原位？

1. 自体牙的移植

先说说自体牙的移植。20世纪70年代之前，在口腔医学领域里，有这么个手术存在：将患者自己的"尽头牙"（阻生牙）"搬"到另一个位置去行使功能，这就是"自体牙的移植"手术。

因为有许多儿童的六龄牙可能过早地被破坏，当时又没有成熟的种植牙技术，怎么解决这个失牙的问题？于是口腔专家们想到了"利用自

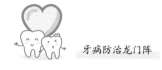
己的尽头牙修复"的办法——将尚未完全发育成熟的尽头牙，用手术的方法"搬"到患者的失牙位置，让它成活并发育完成、行使功能。

"自体牙的移植"手术，既可避免以后尽头牙的阻生问题，又可解决六龄牙的缺失问题，可谓一举两得。虽然这曾经是一种很高端的理念与方法，但只要病例选择得合理，成功率是很高的。我曾经在我的老师的指导下完成过这样一例手术，并且是成功的。可是它的缺点也是显而易见的：病例年龄的限制、尽头牙发育的程度、手术中尽头牙牙囊的完整摘取（这是关系到移植牙能否成活的关键）等问题，都导致该手术不是个可以普遍推广的手术。可是，它却给口腔医学带来了"革命性"的理念：用手术再植的牙齿是可以成活并行使功能的。也许，这就是当代种植牙能够成功的先驱！

2. 自体牙的再植

自体牙的再植是指：患者自己的牙齿意外受伤脱落后，由医生重新再将其植回原位，并且让其能稳定生长和正常行使功能。

先来说说我遇到的几个病例。

病例一：

男，40多岁，工作中不慎被锄头把击伤下牙，两颗牙被"打来睡起"（牙因外伤呈水平状态）。伤者本人是医生，他忍痛将这两颗牙"板"正，并复位了牙槽骨。当时因为他在乡下搞"血防"，地域偏远，交通不便，一个月后我才看见他。此时，他受伤的牙竟然已变得稳固，也没有受伤牙的周围炎症。我告诉他：这两颗牙一定会出现牙根的问题，等到痛起来时，我们再做对应治疗。后来，通过做根管治疗，把这两颗牙保留了下来，直到他过世。

这是我第一次接触到的"自体牙的再植"病例，由此给我一个强烈的信号：自己的牙齿如果遭遇外伤脱落是可以再"种"回去的。该病例首次处理时间是1971年。

病例二：

女，30多岁，成都某厂技术员，下夜班回家途中被歹人袭击，搏斗中她咬住歹人的手指，那人在疼痛中用力抽回手指，结果她的下牙被拉伤。正好我值夜班，她被送来时，披头散发、满脸是血，着实吓人。给她慢慢清洗后，才发现原来仅仅是两颗牙齿的外伤脱落，这两颗下门牙只有牙龈相连，完整地"睡"在她的牙龈上。

有了病例一的经历，我给她复位（牙齿和牙槽骨）、固定，缝合撕裂的牙龈。调整咬合后，医嘱：1个月内千万别用门牙，可用汤匙吃饭；使用抗菌药和含漱剂配合治疗并定期复诊。3个月后，又给她做了根管治疗。这两颗牙随访时间远远超过了"自体牙再植"成功临床标准的5年，直到2003年底我退休，才未去随访。该病例首次处理时间是1992年。

病例三：

女，9岁，下午放学后奔跑中摔伤上门牙。家长立即送到一家大医院，急诊医生说"只能缝合伤口，伤牙不能保留"。家长给另两家医院打电话咨询，也都说只能如此。巧的是，伤者的爷爷是我的高中同学。他们找到我时，已经是当天晚上8点左右了。我一查看，伤情是：受伤的上门牙有三颗在家长手上，另一颗在她口里，仅有牙龈相连，上门牙的牙槽骨则是开放性骨折。

这真的给我出了个大难题！患儿才9岁，其口里的牙冠都很短，如再植，怎么固定？如遗弃，门牙有四颗呀，她以后怎么度过一生？唯一幸运的是这几颗牙的牙根尖都是发育完成的。犹豫再三后，我跟家长商量：再植的成功可能性不很大；如遗弃，今后可再做镶牙最安全。他们家里五六个人商量了好久，最终选择了再植。

我有了前述两例的经历，其实也想要试试看再植能否成功。那天，一直忙到晚上10点过，按照我所掌握的再植技术，给她做了一整套术前、术中和术后的正规处理，终于将这一组脱落的四颗门牙再植了回去。幸好孩子非常配合，1个月后拆除固定夹板，伤牙竟已基本稳定。此病例的处理时

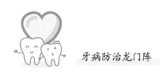

间是2004年。到2019年，此例仍在随访之中，再植的门牙四颗仍然完好地在行使着功能。

总结病例三的特点：脱落牙齿多，离体时间长（约4小时），牙槽骨骨折较严重、口内余牙牙冠很短；有利的是孩子的再生力较强、牙齿根尖已发育完成。

该患者于2012年复诊，牙根出现不规整的吸收，再植牙仍没有临床问题。请华西颌面外科的大专家徐慧芬教授会诊，她说，再植牙维持5年便是完全成功，这个病例已经8年，出现的牙根吸收是可以忽略的。2018年我为这组牙齿做了瓷冠修复。虽然牙根周围有吸收，但仍很稳定，预计孩子在30岁前这几颗门牙都不会脱落。当前她在美国读博，每年回蓉，第一件事便是来我这里报到！

上面三个病例都不是"戏说"，是我实实在在的经历。

3. 再植的原理与注意事项

我们再来说说，自体牙再植为何能够成功？

人体具有强大的再生功能，这是大家都知道的事实。红细胞每120天左右就会更新一遍，皮肤的上皮细胞永远在不断地更新之中。体表和体内的创伤可以愈合；断了的骨头可以重新连接……这就是人体的再生与修复，是每个生命体能够存在于世间的基本功能之一。

牙齿，作为人体的一个器官，同样具有再生与修复功能。只是它不表现在牙齿的硬组织，而表现在牙齿的周围——正常的牙周组织，也包括牙槽骨在内（牙齿的硬组织是不能再生的）。因此，当一颗完全健康的牙齿意外脱落后，如果条件合适，它是可以重新固位和行使功能的。其需要的条件是：①牙齿完整。②清创与复位。③复位后口内固定。④抗感染。让受伤的牙在相对稳定的环境中完成修复。时间一般在3个月左右。

此外，我们还需要注意几点：

（1）脱落后再植成功的牙齿，原来的正常生理连接结构发生了变

化：牙齿和牙槽骨的结合不再是以"牙周膜结构"的形式完成，而是用
"骨粘连"的形式发生结固位，让脱落牙固定的。

（2）牙髓也会因为外伤而死亡（因为根尖区的血液供给被外伤
"暴力折断"），所以，再植的牙齿需要做根管治疗，以保证根尖区不
会因坏死的牙髓而发生破坏。

（3）脱落的牙齿根部外面有一层"牙周膜"包裹，这层组织是不
能再生的，因此，再植前，一般主张刮除它，以利于牙根与牙槽骨粘
接。当然，如果脱落牙齿仅仅在半小时内，又基本没有污染，带着牙周
膜再植也是可以的，如前面的病例。

（4）如果牙齿因外伤而折断（或者发生破裂），特别是牙根的折
断，再植后的效果是不好的。所以，如果患者不幸出现这一状况，最好
不用再植方法。所幸的是，当前人工种植牙已经问世，所以，口腔医学
的先进技术是可以给患者以帮助的。

（5）我说的是"完全健康的牙齿意外脱落"才有自身牙再植这一
可能；牙周病患牙、根尖破坏的患牙都不在此列，可别"张冠李戴"闹
出笑话啊！

关于牙齿的再植问题就讨论到此。本书仅仅是给广大民众一个健康
提示：如果不幸发生牙脱落，可有多一种处理方法，千万不要随手将脱
落牙扔掉，或许牙医会有办法将脱落牙给你再植回去的。

十三、哪些人适合接受种植牙

关于种植牙的话题，在前文已经说过一些了，这里，我再进一步详
细地跟大家说说。

当前，在安装"假牙"领域，共有三种方式：活动假牙、固定假
牙、种植假牙。本文的"种植牙"，就是指"种植假牙"。

天然牙都是生长在人的上下颌骨之中的，除了能看见的口腔内的牙
冠，还有很大一部分看不见的牙根组织埋在颌骨之中。过去，所有的安
装假牙都仅仅只能在口腔内的牙冠上想办法，于是有了"活动"和"固

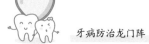

定"两个大类的修复体。在口腔医学技术历史上，这两种假牙给广大的失牙民众带来了极大的帮助，它们的许多优点至今仍在口腔临床发挥着作用，是不可随意否定的有效修复方法。

随着时代的进步和材料学的发展，口腔科学界不再满足于仅仅在牙冠上镶假牙，于是有了在颌骨里"镶假牙"的研究。在20世纪60—70年代，通过许多科学家的努力，终于找到了能够进入颌骨而不发生"免疫排斥"的人工材料，如纯钛、钛合金和羟基磷灰石等。进一步的研究发现，"钛金属"与颌骨不仅不排斥，还可以被颌骨所包裹，甚至颌骨组织还可以生长进钛金属内，形成牢固的结合。于是，"种植牙"开始了自己的"征程"，20世纪90年代中期开始在口腔临床小范围使用。当时使用的是两类："纯钛根桩"和喷涂了羟基磷灰石的"钛根桩"。

在华西口腔医院的陈安玉教授（前院长）和四川大学测试中心的张兴栋教授（现在已经是院士）的共同努力下，20世纪90年代"种植牙"正式进入临床。我早在1996年便使用这种种植体为失牙患者做了一批前牙的种植牙。至今，20多年过去了，患者的种植牙还有一小部分仍在发挥着作用，不可不说该种植技术的远期效果还是很不错的。当今，种植体大大地进步了，种植技术也大大地进步了，于是有了铺天盖地的有关种植牙的宣传和临床使用。

这，大概就是种植牙的发展史，没有一点点神秘，只是口腔技术的一个成就罢了。

1. 什么是种植牙？

将人工牙根用手术的方法植入失牙患者的颌骨内，经过3～6个月，这人工植入体就可以和患者的颌骨牢固地长在一起，医生再给这个根桩镶上假牙，让患者可以用它咀嚼，这就是"种植牙"。

3～6个月的期限，是根据患者的修复、生长状况来决定的。高龄患者、颌骨量少的患者、同时做了"人工骨"或"异种骨"（如小牛骨）植入的患者，可能修复期较长；相反，较年轻、骨量正常、修复较快的患者也可能在3个月不到便可完成，甚至1个月左右也有完成的。

前段时间，出现一种"声音"——"当天种牙当天用！"引起一时喧嚣。对于牙科医生来说，这种即刻种植即刻负荷的方法，要求是极为严格的：牙槽骨的厚度、失牙的位置、患者的全身状况，三条缺一不可，并非是可以大量普及的方法。因此，即使确是当天给你做了牙冠的修复，也仅仅是美容性的（称之为"即刻种植"和"即刻修复"），医疗性的种植牙必须经过人体的组织修复过程，将植入体充分固位后方可使用。当然，适当地给予种植体一定的生理性咬合力，用以激活造骨细胞的功能，加快牙槽骨的增生，可以帮助这个假体较快地与人体组织结合，也就是加快种植体的固位周期。但是这个"一定的"力，患者本人很难把握，稍不留意，极有可能成为破坏力，让种植体失败。

2. 种植牙的成功、失败和养护

（1）成功。包括三个因素：合理的种植设计和正确的手术、正规的种植部件、能接受种植的人体。

严格地说，"选择和处理受体的能力"是牙医的第一要务。人体的状况是千差万别的：全身的、口腔的生理状况和"受植人"的爱护能力都是不同的，因此，如何处理那些条件不很好的"受植人"，就完全看医生的职业水平和医疗操守了。

患者全身的健康状况、心理的健康状况，都必须列入术前的设计之中。

种植牙是否成功的判断标准是：种植体稳固、修复牙冠功能正常、没有种植体周围炎出现（相当于天然牙的牙周炎）、没有种植体周围牙槽骨的吸收。

随着种植技术的不断提高，种植牙的成功率也在不断提高，一个全数字化的人工智能系统，一步步地占领种植牙阵地，可能将不再是天方夜谭。

（2）失败。第一种失败为：种植体不能固位，修复的牙冠不能正常咀嚼，种植体周围炎得不到控制，甚至种植体脱落。

该种情况失败的原因很多，如"受植人"的全身健康状况（特别是牙周炎未能控制）、种植体的质量、种植手术的正确与否、受植区骨量不足的处理、种植后患者的保护程度等，都是重要决定的因素。一旦失败，可以取出种植体，半年后视恢复情况再做种植。

另一种失败也是常见的：种植体的修复冠松动或崩瓷。这可能有两种情况：牙冠的黏结松动或两段式种植体的螺纹松动。其实，这不是种植牙的失败，仅仅是上部修复的问题，完全可以取下上部牙冠，重做修复或者拧紧松动的螺钉即可。

（3）养护。种植牙和天然牙完全不同，它没有生理性的修复机制，在使用中，不断受到咀嚼力的作用（天然牙对于咀嚼力，可用牙周膜将它转换为生理性的力度；而咀嚼力对于种植牙，就仅仅是一种机械力），所以既可能发生"金属疲劳"（折断或螺纹松动），也可能发生牙槽骨的吸收。因此，种植后，患者一定要时时想到这是"假牙"，不可过于"暴力咬合"。过分随意的结果，一定是种植体出现问题，给患者带来麻烦。同时，患者也应遵守医嘱：定期复诊和做牙周维护，防止牙周炎的发生和发展。

3. 种植牙时期的选择

严格地说，这是医生的事。在这里列出，是想让大家进一步明确相关道理。

人体在失牙后，牙槽骨是一定会发生吸收的，吸收的程度因人而异。吸收的时间一般是3~6个月，从失牙时的较快吸收，到慢慢地停止下来。早期的种植牙都是选择在牙槽骨的"平静期"来做，这样可以增加种植的成功率。后来学者们发现，如果失牙当时就给予一定的咬合力刺激，可让牙槽骨的吸收减慢、减少，但是这给予的力度一定要恰当。基于这一点便出现了"即刻种植牙"的方法。但是，作为口腔医生，一般并不主张"即刻修复"（就是立即做牙冠）。可是一些患者门牙缺失，让他经历一个3~6个月的失牙期，是件很不人道的事。于是，又出现了"即刻修复"的做法，以帮助患者度过这一较尴尬的时期。不过，这仅仅是一种"临时牙冠"（医生会将这种牙冠的功能降低，不行使咀嚼功能，不受到咬合力的干扰，只起到美容的作用），到期后再改为永久牙冠。"即刻种植"和"即刻修复"也就是这样发展来的。

当前，就种植时期而言，临床有三种办法：延期种植、快速种植和即刻种植。这些办法，都是因人而异的！医生一定要严格把握，若选错病例，就意味着失败。所谓"快速种植"，是在牙槽骨尚未停止吸收时（如失牙1个月），用一种可以刺激造骨细胞的种植体植入，这样既可停止骨的吸收，又可缩短失牙周期。这也是种植技术发展的一个方向。

4. 哪些人可以接受种植牙？

一句话：健康人都可以。

何谓健康？只要患者没有重大心脑器官疾病及全身疾病；没有高不可控的血糖；可以控制的高血压；没有经历"放疗""化疗"；牙周炎已经控制；不是孕期；没有严重的骨质疏松；精神和心理正常。从年龄看，只要生长发育完成就可接受种植牙（20岁以后），没有上限。

因此，我们说，可以接受种植牙的群体是相当大的，只是医生在接诊和检查时，要认真细致地对待每一位患者，就他们的情况做出正确的选择，这样方可保证种植牙的成功。

5. 关于即刻种植与即刻修复的补充说明

我在正畸一节中，说到了人体的一个潜能：在正常牙槽骨受到压力和张力时，可以发生吸收和重建，从而让牙列可以随着受力的改变而发生调整，进而将不整齐的牙列改变为整齐的牙列，并保持着牙齿的健康。同时，我也说过，随着小孩快速生长期的结束，成年人牙槽骨的这种能力将逐步降低，但是却并非停止，只是减缓而已。

种植牙的理念之所以能发生天翻地覆的转变，正是源于人体这种潜能的激发。从20世纪60年代开始，国内外的口腔医学专家，便在研究着种植牙的"快速种植"与"快速修复"的问题。近年来，这个研究取得了长足的进步，让种植牙开始真正地成了"人类的第三副牙齿"。

当前，对在拔牙窝即刻种植入人工牙根和在已经停止吸收的牙槽骨内植入人工牙根（所谓的"延期种植"），两者对牙槽骨吸收和修复的

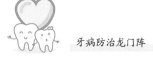

对比研究中发现，它们并没有实质性的差异，而且，只要处理得当，即刻种植的方法既可以消除失牙后漫长的"等待期"，还可适当地保存失牙后可能萎缩吸收的牙槽骨，同时只要手术操作得当，对牙龈的美学要求和轻度的牙周炎状态，也有成功的可能。

但是，当前的"即刻修复"术却仍然存在着一个"等待期"，即种植体上面的修复体是不能立即承受咀嚼力的，一般都要等待3个月左右，让植入体与人体骨质充分结合后，方可正常咀嚼。这是和牙槽骨的质与量，骨质的高度、宽度，以及"受植人"的反应状态都有着密切关系的原因。因此，种植牙目前尚不是一个人人都能接受的手术方法，需要医生做出严格的选择，方可避免种植牙的失败。

随着科技的进步和口腔专家们的努力，以下两个方面有望在不久后进入临床。

（1）个性化的3D打印技术。针对患者的状况，打印出与种植床形态完全一致的种植体，那时医生将起到采样、设计、打印、装配和术后健康恢复指导的作用，从而根本摒弃工厂化的成品种植体，完全进入"个性化"阶段。甚至还可能种植医生仅仅是操作一台智能机器人，完全由机器人给患者完成牙齿种植。

（2）新型的种植体研究。当前，对牙槽骨松质骨的把控尚不理想，恢复期较长，专家们正在研究新型的种植体，有可能新一代种植体能更好地利用牙槽骨的骨皮质结构，让种植体一经植入便可承受正常的咀嚼力。

总之，"种植牙"这个理念正在随着科技的进步而发生着改变，过去较为基础的原始认识理应与时俱进。同时大家也应注意识别某些商业广告中的不实之词，避免给自己带来不必要的伤害。

十四、拔牙与镶牙的对与错

（一）拔牙二三事

人的一生，有52颗牙齿——20颗乳牙，32颗恒牙。

儿童从半岁左右到两岁左右，乳牙逐步萌出；到6岁左右，乳牙逐步脱落，恒牙逐步萌出；直到12岁左右，乳牙脱落完，恒牙基本长齐，但此时恒牙仍未发育完全，一直到18岁左右，部分人第三磨牙萌出，方才算长齐了牙，共是32颗恒牙（四个区，每区8颗）。

牙齿，是身体中最硬的器官，牙釉质的硬度远超骨头。在人的一生中，要吃进去几十吨以上的食物，它们大都不可避免地要被人的牙齿嚼碎、磨烂！

摆个龙门阵。

20世纪70年代，我在西昌工作时，在农村的集市上看见一稀罕事——集市上一个卖腰刀的小贩夸口他的刀"钢火"如何好，这时来了个中年农民，拿着刀，用刀刃在门牙上刮了几下，然后丢下刀，走人！边走还边说："卖瓜说瓜甜，卖刀说刀好，瞎说，没钢火！"这事儿我看在眼里，觉得简直有如天方夜谭般的新奇——居然可用牙齿鉴别刀的硬度！回到驻地，我找来了几把不同的刀，也学着用这个办法试试：竟然真的有用——好钢火的刀，刮着牙齿时，感到的是光滑，摩擦力极小，相反，没钢的铁刀刮牙齿时的感觉是"软""涩"，好坏立即可分！在城里长大的学生娃，第一次踏入社会，就被上了生动的一课：在民间，竟有如此鉴定刀剑质地的方法，而这种鉴定的基础，正是使用了随身所带着的这个"硬度仪"——牙齿！

不过，世间万物，均是"物质不灭，相生相克"的，如此这般硬度的牙齿，却逃不过肉眼看不见的微生物的破坏，以至于"虫牙"（龋病）的发病率占人群的60%～70%，终生不被"虫牙"危及的人群，成了"稀有物种"！古代的医家们，在面对如虫蚀一般的龋病时，给它取名"虫牙""蛀牙"，其实，在肉眼看不见"虫"时，把它叫作"虫牙"，也算得上是一种"大胆假设"了！当代医学研究则明确了破坏牙齿的元凶，是口内的微生物群体！这一点，应能算作是"小心求证"了！"大胆假设，小心求证"，正好是大学者、真君子的胡适先生的名言。

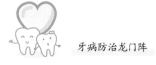

说了这么多，似乎跑了题？其实，我正是想用这些内容来提醒大家：牙齿虽硬，也要生病，也是可能被拔除的！

拔牙，看着好像就是口腔专科的一个小手术，可是，你别小看了它，有些拔牙是极难完成的大手术且并非是每个牙医都可胜任的。如上颌窦内的"埋伏牙"，压在神经管里的"阻生牙"的拔除，都属于非常规手术，以至于口腔颌面外科特意分出了一个"牙槽外科"专科。20世纪中后期，华西口腔医院的连瑞华教授便是这牙槽外科的前辈和大家，业内都将他爱称为"拔牙教授"！

哪些情况下，牙齿必须拔除？这可不是"非黑即白"的概念。比如，昨天认为必须拔除的牙齿，今天就有可能可以保留，进而可以预见："今天"认为要拔的牙齿，到了"明天"也可能成为可以保留的牙齿了。所以，我们所言的应该拔除的牙齿，只是眼前的"今天"的认识罢了。

概括来说，以下两个大类，是目前认为应该拔除的牙齿：

（1）凡留在牙床上对身体有害，而这危害又不能用牙科或其他方法（如全身用药）加以消除的患牙。属此范畴的有：①晚期牙周病的患牙。②无法消除根尖病灶的残冠、残根。③严重受伤的牙齿，牙根甚至牙槽骨均发生折断。④受口腔肿瘤波及的牙齿（有时，牙槽骨均已被破坏）。⑤因牙周破坏发生严重移位或倾斜，影响到做义齿修复的患牙。

（2）凡留在口内要严重影响其他牙齿的位置、自我清洁和发生龋病的牙齿。属此范畴的应拔除的牙齿有：①阻生牙（即位置不正的智齿）。②多生牙。③严重的前牙拥挤。④为正畸目的而应"减数"的牙齿。⑤应该脱落的乳牙（下面的恒牙可以萌出者）。

以上两大类十个小类认为应该拔除的牙齿，就"今天"的认识与治疗水平看，都是有害无益的，应该拔除，以确保个人全身和口腔其他牙齿的健康。

"是否应该拔除"，这个决定与牙医的知识结构和技术水平是存在着很大关系的：甲认为无法保留的，乙又可能认为通过治疗可以保留，这种例子在临床遇到太多。我的忠告是：三位不同的牙医给出的结论，参考性较大；单独一位牙医的意见，有时是可以修正的。

下面，我再来说说，哪些情况下不能拔牙！

（1）严格地说，只有一种情况目前是不能拔牙的——血液疾病（如再生障碍性贫血、血友病、白血病等），因拔牙可能导致无法止血而危及生命！

（2）有相对禁忌证，如严重的心血管疾病、严重的脑血管意外，肝、肾功能不全，精神障碍以及不能配合的患者，全身急性感染的患者，孕妇（尽量不做拔牙治疗），对麻药过敏者。

（3）有下述情况是必须十分慎重拔牙者：高血压不能控制者、血糖过高且有糖尿病并发症者、全身状况不佳者、高龄患者，可能引发医患纠纷的患者。

如果患者不属于"不能""相对禁忌"和"十分慎重"者，仅需说明情况，征得患者同意，经过签字确认后，便可实施拔牙手术。

最后来说说，拔牙对全身健康的影响。

牙齿虽小，每颗牙齿都是身体的一个器官，拔牙，就是将身体的一个器官摘除，确实，这多少会让很多人有些心理上的暗影。但是，目前对身体缺失了牙齿这个器官的情况已经有了弥补的办法——人工假牙。虽然人工假牙不及天然牙，但其功能是基本可以与天然牙相媲美的，因此，拔牙对全身生理方面的影响可以说是微乎其微了！

那种认为牙齿受之父母，绝不能拔除的认识或许更多的应归属伦理范畴，这里不做评论。

那种认为牙齿长在头上，拔牙要影响大脑的认识是绝对的误区！

那种认为打了麻药后，智商将会降低的看法，纯属无稽之谈。

那种认为"智齿"（阻生牙）的拔除，会让人变傻的想法，也仅仅是个笑话。但愿，看了本书大家都能正确面对拔牙手术！

（二）如何选择镶假牙？

前面说过，人到成年后，很可能要进入"真、假牙混合牙列"时期，这个比例约占成年人的70%以上，中国有14亿人口，去掉未成年的

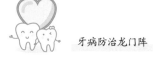

孩子，应该有约2/3的成年人属于这一时期。最令人不安的是：中国已进入老龄化社会。据报道，老年人群约占总人口的12%，这样算下来，进入这一"混合牙列"时期的成年人比例与总数都是个惊人的数字。

前面我也说过，口内留有断了的牙根应该如何处理，这一节我就来说说应该如何选择镶假牙。

摆在牙医面前需要镶假牙的患者不仅数量大，而且因为种种原因，他们的群体分布也存在着极大的差异。从健康角度看，有基础健康状况较好的，口腔状况较佳的人群；也有全身状况较差，口腔状况不理想的人群。从心理状况看，一部分人"牙病意识"较正确，失牙后，力图给自己镶一副（或一颗）尽量能以假乱真的假牙；而另一部分人群，仅仅是为了能够吃饭而已。而到牙医处要求镶假牙的，从经济状况看，极多的人不愿意花一笔可观的钱为自己镶假牙；而另一部分人却毫不犹豫地愿意花钱镶最好的假牙。

2009年，我在华西口腔医院门诊工作时，有两个极端的例子记忆犹新。一位是21岁的小姑娘，因四环素牙（一种病理性的染色牙）有碍观瞻，毫不迟疑地愿花五万多元为自己镶了14颗当时最高档的"全瓷冠"烤瓷牙；而另一位40多岁的下岗工人，为了一颗死髓牙需做牙冠保护，在医生给他耐心地做了好久工作后，仍不同意花这点钱。这种例子，凡在门诊工作过的牙医都是经常遇到的。因此，分析患者的状况（包括经济条件，意愿等），明确了解患者的目的，给患者推荐最合理的假牙，应该是每个牙医的责任，也是每位需要镶牙的患者极需考虑的重要事情。

目前，口腔医学技术能给患者提供的假牙种类有以下三大类：活动假牙（含"全口义齿"）、固定假牙、种植假牙（镶在颌骨里的固定假牙）。这三大类假牙（见图2-14），又可因方法的具体不同而存在名称上的微小差异。有时，会弄得患者混淆而不清楚具体的镶牙方法。甚至弄得牙医也啼笑皆非的！比如：前几年种植牙面市不久，便有江湖游医四处招摇撞骗，用最不合理的不良修复体冒充种植牙行骗，因他们口若悬河，说得天花乱坠，欺负患者不了解实情，从而欺骗了不少人，连高

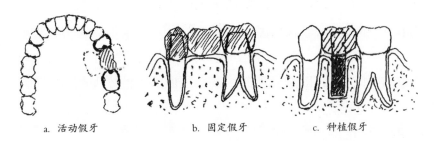

a. 活动假牙　　　　b. 固定假牙　　　　c. 种植假牙

图2-14　假牙的三种类别

校的老教授、博士生导师，也有被这种骗术（不良修复体）所欺骗。又如：不少患者到门诊来，说要做种植牙，仔细一问，才知道他们把"固定假牙"弄成了"种植牙"。可见，普及正规的镶假牙方式与规范名称有多么必要！

1. 活动假牙

顾名思义，这是一种可由患者可以自己取戴的假牙，根据设计与制作的不同，又可分为以下几种。

（1）塑胶基底+不锈钢丝弯制卡环+人工义齿活动假牙。这种假牙由三部分组成，在口腔医学已存在近百年的历史，是较为原始的活动修复牙。

（2）铸造基底+铸造卡环及支托+人工义齿。这种组合组成的"铸造活动修复"（活动假牙），它的优点是较上一类结实、美观且舒适。（图2-15）

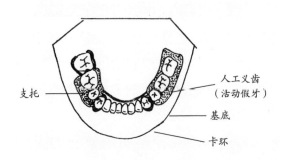

图2-15　铸造活动修复（活动假牙）示意图

（3）隐形义齿。这是一种不带卡环的假牙，制作它的塑胶具有一点弹

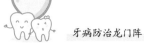

性，牙医就是利用这点弹性来做假牙固位的装置；色彩也与牙龈基本一致，别人不易看出来，故又称为"隐形假牙"。

（4）特殊固位体活动假牙。这种固位体既可是附着在真牙隐蔽部位的固定锁扣，也可以是利用口内残根所做的"桩核固位体"。这类假牙戴在口中是基本看不到固位装置的，在很复杂的活动修复中选用，对牙医的技术要求是比较高的。

（5）全口义齿。这也是活动假牙的一种，它没有真牙固位，是依靠假牙内层和牙龈的外形一致，在唾液的帮助下，假牙与牙龈之间会形成负压，就是靠这负压力来固位的，类似于两片玻璃之间滴上水后，是不能轻易将它们分开的。（图2-16）

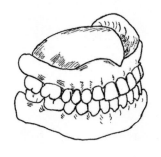

图2-16　全口义齿示意图

对全口失牙的患者，全口义齿也是做假牙的首选。如因牙槽嵴高度吸收，牙龈面积过小，实在不能固位时，另还有别的选择：如种植钉桩固位、牙槽嵴加高术，甚至可做多颗种植牙等等。这些技术，是最近十多年在口腔修复中为修复困难的患者带来的最大福音！

2. 固定假牙

这是一种不能由患者自己取戴的假牙，是由口腔医生设计并磨制基牙后，再由牙科技师按要求制作，制好后再由口腔医师粘接在患者口中的假牙（见图2-17）。

目前，烤瓷牙是固定修复的主体。过去也曾有过金属锤造牙冠在临

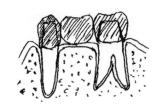

图2-17　固定假牙

床使用，现在已基本被淘汰了，但有时仍可看见。2007年，我就在九寨沟看见过藏族同胞的口内还有"黄金包冠"的存在（据说，他们有用黄

金包金牙的习俗）。

烤瓷牙的全名是：烤瓷熔附金属冠。它根据所用的金属材质不同而存在差异，有许多种金属可作为它的基底材料：多种不锈钢、银合金、金合金、钛合金均可（前几年曾传言一时的"假牙有毒"事件，其实只是被某些人恶意炒作的一个小概率个案，丝毫都不能动摇"烤瓷牙"在口腔修复中的地位）。制作方法是：首先制作金属底冠（用铸造法），再在上面逐层烧熔瓷粉，并根据患者口里真牙的色泽选配恰当的颜色，这样，做出来的假牙完全可以以假乱真。另外，当前已发展到可以不用金属作底冠，而以高性能的碳、硅等纤维预制底冠，再在外层烧上瓷粉，称为"全瓷冠"的新型瓷冠在临床使用。也有将做好的薄薄的瓷面黏结在牙面上的修复方法。这是各具特色的近代瓷冠修复技术。由于技术的发展，可以预计，瓷冠的修复技术将会不断有新花样出现的。

根据治疗目的和制作方法的不同，这类固定修复又可分为单冠式、连冠式、长桥式、固定夹板式等多种，这就要根据患者口腔内的状况来做设计了。

必须说明一点：当前在医疗的大型仪器中，出现一种叫"磁共振检查"的仪器。在做检查时，患者不能带有任何金属物品，否则，将影响检查质量。这就给口腔固定修复带来些麻烦（因为固定修复体绝大多数都带有金属基底，可能对磁共振检查有些影像质量上的影响）。就此我特别征求了磁共振检查医生的意见，回答是："口内的烤瓷冠金属基底对磁共振检查的质量影响不是绝对的，是可以戴假牙检查的。只是对检查质量有些影响，但绝不会出现事故，发生危及生命的事。"目前的"全瓷冠"和"纤维桩"就是一种与磁共振检查不相冲突的材料，只是较一般的金属基底冠费用要高出许多，并非是患者的首选。

3. 种植牙

种植牙的实质，就是"将人工牙根植入颌骨内安装的固定假牙"，即：将纯钛的金属基桩用手术的方法植入颌骨之中（上、下颌骨均可），一般在3个月左右，颌骨的创伤就可痊愈，而且能和植入体形成

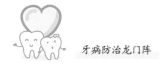
稳固的"联合体",这时,再在这种植入体的口内基桩上镶上假牙,就成了"种植牙"。(图2-18)

这种修复方法的优点很多,如:隐蔽、稳固、逼真,恢复的咬合力较大(大约能恢复到天然牙的70%)等等。但是,它并非没有缺点。

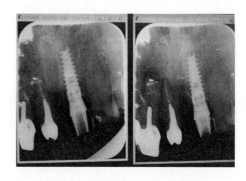

图2-18 种植牙植入半年后的牙片

(1)种植体仍可受到牙周病因素的攻击,出现与天然牙相似的固位骨组织破坏而发生松动。

(2)由于咬合力不平衡的关系,种植体周围的骨质也可能出现吸收与无菌性炎症,导致种植失败。

(3)种植体因本身材料的关系发生断裂或松动。那种误认为"做了种植牙,可以一劳永逸"的想法,仅仅是不合实际的幻想罢了。

4. 关于安装假牙的重要提示

首先,总体来说,当前所有的"假牙"都是假的!它们和天然的真牙相比较,缺点多于优点!镶假牙,实在是一种无奈之举!在此,我仍然要高声呼吁:凡能保留的真牙,哪怕是需要较为复杂的治疗方可保存者,强烈建议患者选择保留真牙为佳!那种安装假牙"既简单、又省事、又省钱"的想法,是绝对的误区!

其次,什么是"好的假牙"?以50年的临床经验,我认为:最恰当合理的选择与设计才是最好的假牙!而绝非是"最贵的假牙"才是最好的,这是"以钱论质"的错误认识!当前的种种商业广告,大多带有欺骗的性质!什么"牙白金",什么"雷士健齿口腔膏""让拔牙成为历史""当天种牙,当天用"……完全背离了口腔的生理、病理因素,给人一种极为错误的感觉罢了!

相反,我以为,尽力保护好来自爹、妈所"赠予"的天然牙,让它们尽可能地"晚下岗"，才是最合理的认识！最后，实在不能保留而拔除真牙后，请尽可能地选择正规医院、正规医生，在有经验、有医德的医生那里征求修复意见。这样做，可能给你的牙"如何修复"带来益处。特别是在医界层次参差不齐的环境条件下，多听听善意的忠告和指导，也许才是你镶假牙的最佳选择！。

（三）镶牙时，牙根是否应该保留？

许多老年人需要镶假牙，可是，口里存在着的许多断掉的牙根，一些患者又不愿意拔除它们（有的是身体的原因，但更多的是心理原因），这就给作为"修理工"的牙科医生出了个极大的难题——按正规口腔医学界定，残根，是需要拔除后才能镶假牙的！面临这种困境，特将当前的可行之法介绍如下。

残留牙根，可大致分为以下五种情况：

（1）已经经过根管治疗，根尖区是正常的。

（2）未经根管治疗，但根尖区是正常的，也从未出现过肿痛之类的不适。

（3）既未治疗过，根尖又有较小暗影（即存在着根尖区的破坏），但从未肿痛过。

（4）残根较长且较粗壮。

（5）残根反复肿痛过且根尖暗影较大，所留的残根牙周也存在着破坏。

有以上五种情况的病案，医生应在X线片上仔细查看，并结合临床检查与病史分析，才能给出合理的治疗意见。

上述的第（5）的状况的牙是必须拔除的。也有极少数情况，因患者确不能拔牙，可做改良修复处理：给患者做临时的"活动修复"的覆盖义齿（意在帮助患者在无牙期也能正常进食）。其意义一是可待此牙根自动脱落；二是可给患者一个其他疾病的治疗时间，以待全身情况好转后再做拔牙处理。如果这些牙根发炎，因是活动义齿，也可摘下假牙后处理病根，但是，这是遗留口腔病灶的典型不良修复方法，虽然临床

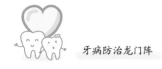

也常常见到此类修复，但我是不赞成如此保留牙根的。

第一、第二种情况下的牙根是完全可以保留的。第一种情况最好，只需给这颗断了的牙根根内装上一个钉桩，再在上面做牙冠修复（我称它为"根内植牙"）即可。只要设计合理、操作正确，这样的假牙是可以正常服务许多年的！残根保留根管治疗后，可做核桩冠式修复。（图2-19、图2-20）

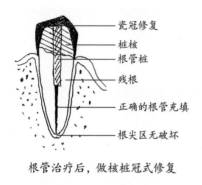

根管治疗后，做核桩冠式修复

图2-19 残根保留方法（一）

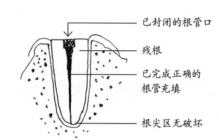

根管治疗后，做覆盖义齿修复
（根尖区无破坏）

图2-20 残根保留方法（二）

第三节 牙医的魔术手法——正畸

一、容貌美的追求与正畸的发展

当前，口腔临床最热门的内容是：种植牙、正畸和烤瓷牙修复。这里，我们将对正畸的方方面面做一个简介。

正畸，全名是："牙颌畸形预防、阻断和治疗"。民间称为"箍龅牙"（成都人将"箍"读作"kū"）。近代口腔正畸学的发展起源于欧洲，是从19世纪中期开始的。1901年美国Angle医师创建世界上第一所正畸专科学校至今，现代正畸学已经经历了一个多世纪的发展。中国正畸学的发展，开始于新中国成立前。1917年，华西协合大学牙学院已经开设了"正牙学"课程，由加拿大吉士道医师主讲。20世纪50年代，学成回国的老一辈口腔医学专家在中国的各大院校开始了正畸学的讲授。早期开设了"固定矫治器（固定正畸）"和"活动矫治器（活动正畸）"治疗；中期以活动矫治器为主。直到20世纪80年代，才逐渐地被"固定矫治器"技术所代替。直到现今，部分简单的牙颌畸形，仍然在采用"活动正畸"的方法纠正。"固定正畸"矫治技术，其疗效较"活动正畸"矫治技术大幅度提高，治疗周期也大大缩短，是目前流行于口腔临床正畸的主要方法。

21世纪以来，随着电脑辅助设计技术的提高，进而出现了"隐形正畸"的治疗方法，给部分爱美的患者提供了又一种选择的余地。另外，临床也可见到"舌侧矫治技术""功能性矫治技术""种植支抗辅助固定正畸技术"等不同的方法。

下面，我说一个数据，可能会让大家有一种震惊的感觉。口腔医学已将牙、颌、面的种种关系研究得相当清楚了。现在，口腔医学一般将人群区分为两个大类："理想正常殆"和"个别正常殆"。前者是指人的颌面部包括牙齿的各种关系，都符合解剖生理特点要求的标准状态；后者则是指虽然不能够完全达到这个标准，但适合个体且没有临床症状的牙颌关系。大量的流行病学调查结果显示："理想正常殆"者仅占人群的4％，而"个别正常殆"者占了人群的96％！也就是说，绝大多数人的牙、颌、面部都是存在着一定的小缺陷的。所以，人们常说的"箍龅牙"，仅是对牙齿正畸这一医疗手段非常片面和肤浅的认识。

20世纪八九十年代，华西口腔医院的王大章教授曾对人的面部软组织做过深入的研究，提出了"美丽面庞的$\sqrt{2}$原则"，即是对人的眼、耳、鼻、唇、下颌宽度、额部等结构的位置、人小、比例、距离、形状等做细致的分析、测量后，发现人们眼中的"美人"，其面部五官的比例大都可用数值$\sqrt{2}$（1.4142）去衡量；若某人五官间的比例距此比例的差距过大过小，人们便会认为"某人颜面不美"。

之所以多说这些，实质上，面部结构的研究也在正畸研究的内容之中，只不过如今医学分类已经将面部的软组织缺陷纠正的任务分离了出去，使其划入了医疗美容的范畴，与本节所言的"正畸"不相关联了。

二、引起牙、颌、面畸形的因素

可能发生畸形的原因实在是太多了，有许多都是当前人们所不了解的。这里，我只能对当前十分明确的可能引起畸形的原因加以介绍。

（1）遗传因素和先天因素。遗传，是指沿袭了父母辈或上几代的缺陷，表现在子女身上的问题；先天，是指由胎儿在子宫中发育时所出现的状况所致，出生后才表现出来的一些缺陷。

子女的面形、牙𬌗状态和父母相似，这是典型的遗传因素所致。我的一个同事，先天的下颌发育不完善，看起来下颌部分较小，有明显的后缩状态，他儿子如出一辙，也是下颌发育欠佳，父子俩走一起，人们都会感叹：真是一个模子出来的！这种状况，在民间实在太多太多了：父母有"龅牙"，子女也出现"龅牙"，父母某一个牙位不正，子女也出现这一缺陷。这就是遗传因素所致的牙𬌗畸形——问题出在基因身上，目前尚难以进行人工干预。

父母面形正常，而子女出现面部的偏移，或某些牙胚的缺失（甚至全部恒牙胚的缺失），多生牙、融合牙、牙中牙、牙源性反𬌗、唇腭裂等，都是先天因素所致的畸形。目前对胎儿羊水的DNA筛查技术虽然已出现在临床中，但对牙颌畸形的研究仍处于萌芽状态。今后是否可在胚胎期便可发现与阻止此类畸形，我尚不敢断言。

临床上，可见到某些比较严重的牙𬌗畸形，可能与先天因素有关，如骨性反𬌗、严重的双颌前突等，纠正起来十分棘手，有时还不得不动用"外科正畸联合治疗"的方法，但仍较为困难。

（2）后天因素。这是人们已经了解得较多的问题，大致可分为发育障碍因素、不良习惯因素、口腔和全身疾病因素三类。

所谓发育障碍因素，就是儿童在生长发育时期，面部的发育受到了干扰，如婴儿的偏侧睡眠姿势，人工喂养时的下颌前伸姿势，或者在应该有较强咀嚼力，以刺激颌骨生长的时期，却一味地吃软食，让颌骨得不到充分发育。

所谓不良习惯因素，就是指儿童在生活中养成的一些不良习惯，如啃指甲、吮手指、咬铅笔、吹口哨、吐口水、做怪相、单侧咀嚼等等（图2-21）。因这些动作会增加面、唇、舌、颊部的肌肉力度，从而会干扰某些牙位的正常生长和颌骨的发育，导致畸形。

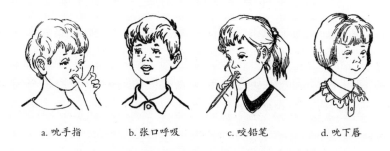

a. 吮手指   b. 张口呼吸   c. 咬铅笔   d. 吮下唇

图2-21 儿童几种干扰牙齿正常生长的不良习惯

口腔和全身疾病因素是指儿童乳牙的疾病，迫使儿童不能正常咀嚼，或导致恒牙的错位萌出，从而引发畸形。（图2-22）

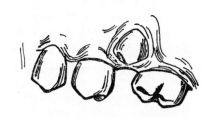

图2-22 第二乳磨牙早脱所致第二双尖牙错位萌出和第一恒磨牙前倾移位

另外，也可因乳牙的严重炎症导致颌骨的坏死或发育停滞出现严重的颌面部畸形；严重的全身性疾病也会影响颜面发育和牙齿的生长。

让人欣慰的是，大多数后天因素所致的牙𬌗畸形都是有办法预防与治疗的。当前的临床正畸技术，大多也是针对后天畸形在做出努力的（特别是针对"牙源性畸形"），效果也是见成效的。

对于牙𬌗畸形的治疗，国外走得较早、较快，研究也较深入；由于我国牙医事业如今也发展很快，绝大多数技术已经与国际接轨，所以，目前国内的正畸技术绝不落后于发达国家。

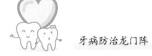

三、正畸的基本原理和接受正畸治疗的年龄

这涉及口腔颌面的解剖生理知识，篇幅有限不可能过于深入地讲解，只能做个轮廓式的介绍，如读者还有兴趣，可参阅专业书籍。

1. 正畸的基本原理

人颌面部的生长发育，是从胚胎时期开始的，大致在胚胎3个月时，已经形成了面部的轮廓，并沿着一个恒定的规律生长与发育着。出生时，婴儿头部的颅部和面部比例大约是2∶1，即颅部远大于面部；出生后，面部因乳牙的萌出（在出生后5～6月开始）和恒牙的萌出（在5～7岁开始）两个因素的始动，而使人的面部开始快速生长与发育（三维方向的生长）；到12岁左右，随着第二恒磨牙的萌出，面部的发育已经达到成人的80%；然后再较为缓慢地发育到18岁左右，第三磨牙萌出后，这才完成人一生的面部生长，此时，颅部和面部的比例达到1∶1的关系。（图2-23）

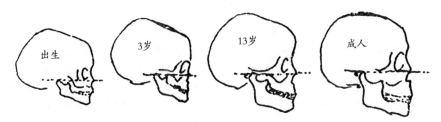

出生时颅面比约为2∶1，成年后颅面比例为1∶1

图2-23　出生后颅面比例的变化

牙齿的发育也是相当早的。据研究，早在胚胎3个月时，上颌中切牙便已开始钙化，到出生时，这组牙齿已经基本钙化完成。在出生后的5～6个月，它们便开始萌出，直至出生后的25个月左右，20颗乳牙相继萌出，完成了人面部的第一次快速生长。早在儿童3岁左右，上颌恒前牙和第一恒磨牙的牙胚也在开始发育，并在不断地钙化；到6岁左右，开始第二个快速生长期开始的标志，便是上下颌前牙的萌出和第一恒磨牙的萌出（六龄牙）；再到12岁左右完成这一高峰期的生长与发育。

恒牙有32颗，每颗牙的钙化时间是不一致的，这里就不一一地详细介绍了。

2. 接受正畸治疗的年龄

细心的读者可能已经注意到了，文中反复在说：儿童12岁左右随着乳牙与恒牙的替换完成，标志着第二个快速生长期的结束。在这一阶段内，由于颌面骨骼的高速生长发育，同时也在对萌出的恒牙位置做出"微调"。常常是刚萌出的恒牙位置不完全正常（如中切牙之间有较大间隙；下前牙位置略偏向舌侧等），可是到12岁左右，这些问题有些就可以通过人体的自行调整而使位置变得相对正常了。因此口腔医学界针对这一生理性的调整能力，特将6～12岁的儿童牙列，称为"丑牙列时期"或称为"暂时性错𬌗时期"。因为在这一时期，儿童牙齿的位置有一个自动调整的生理性特点和过程。口腔医学界至今一般不主张在这一时期内给予人工干预，以免弄巧成拙，干预了牙、颌、面部的自然生长与发育，甚至可能对儿童牙齿生长造成终身的损害。也正是出于此点，绝大多数正规牙医总是建议心急的家长，等待儿童到12岁左右，方才接受正畸治疗。当然，如有明显的面部发育问题、咬合问题及不良习惯等还是可以尽早到专业牙科正畸医师处，通过检查诊断以确定是否早期给予干预和治疗。

3. 牙齿为什么会移动?

从前面的介绍中大家应该了解到，颌面部的生长发育具有快速期和慢速期，这里我们再来说说牙齿为何会在人工干预下发生移动，并且不会影响它们的健康。

首先说"人工干预"，就是指正畸治疗时，医师对位置不正的牙齿制订出合适的治疗方案，通过对需要治疗的牙齿施加一定的矫治力，逐步地将牙位调整至理想位置的全过程。

再来说说牙齿为什么会移动。每颗牙齿都是一个独立的器官，它们在口腔中相互配合共同完成牙齿的生理功能，而这也正是正畸的第一个前提：独立。第二个前提是：牙齿具有一种生理特点，即在受到一定的持续力作用时，具有向着施力的方向移动的生理潜能。我们的正畸生物学基础，便是借用与开发这一潜能，从而将牙齿移动的。第三个前提是：当牙齿受到一个外力推动（或拉动）时，包裹它的牙槽骨的受力，会产生"压力区"与"张力区"两个部分。受到压力的牙根一侧牙槽骨会发生吸收，让受力牙移动，去占据这一被吸收的部分；相反，在压力区的对侧牙槽骨，同时会受到一个拉力（张力）的作用，正是这个拉力，让这一侧的牙槽骨发生增生性修复，以填补牙移动后的"剩余空间"。这样，在正畸时，医师对所需移动的牙，加上一个"外来力"让它发生位移，并控制这个力的大小，不让它损害牙槽骨的生理性修复能力。一段时间后，这颗受力牙便会向着目标位慢慢移动。这样一来，一口参差不齐的牙齿就可在这样的"人工干预"下"乖乖"就位于正常位置，从而达到治疗的目的。

为什么正畸的时间较长？便是牙医在借用这一潜力，切不可"揠苗助长""急于求成"。一旦施加的力过大，必然对受力牙造成损伤，遗憾终身。平时所言的"欲速则不达"，在这里就是最好的忠告。

四、正畸治疗的方法

（1）活动矫治器。这是口腔正畸临床较早应用的一种治疗方法。特点是：制作一个类似于活动假牙的装置，以全口牙齿和口腔黏膜为支撑，对所需移动的牙齿行使推力或压力，让它移位到目的地。因为是活动的，患者（主要是儿童）可以自行取戴，这对于一部分忍耐力较差的儿童来说，一旦稍有不适，便可以自己摘下来，使矫治器不能持续加力，这类矫治器的第一个缺点是：达不到医师的期望目标，受力牙也因时断时续地受力，移动的速度和目标都会大打折扣。第二个缺点是：患者的牙畸形状态是千差万别的，被移动的牙齿状态也不一致，致使这类矫治器的设计与制作比较麻烦，有时需焊接若干附属装置。这种较复杂的矫治器对患者而言，时时都有佩戴不到位或损坏的可能，致使受力牙出现差异，达不到矫治目的。正是这两个较大的缺点，促使医师们发明了另一种矫治器。

（2）固定矫治器。20世纪七八十年代，随着我国改革开放，一种新型矫治器经一步步改良后在国内发展起来。

其原理是：在每颗牙面上粘上一颗锁槽，让它们形成一条轨道，用一根带有记忆功能的钛镍细丝置于轨道之中，于是，这细丝便对所需矫治的牙施加一个温和而持久的外力，让受治牙沿着这条轨道移动。这个力，是由医师置入细丝之前施加在上面的力使细丝发生形变而产生的，随着复诊周期的到来（4~6周），细丝也完成了一个周期内医师的治疗目标，于是再对细丝做出调整和更换，让矫治器继续发挥功能，最终达到纠正牙位的目的。

最初，这细丝的横截面是圆形的，后来发现圆丝的作用力有时不能够很好地控制牙根的移动，便慢慢出现了方扁形的细丝，口腔医学中称之为"方丝弓"。目前使用方丝弓做正畸治疗是口腔临诊的主体，凡正畸医师，均需有能力驾驭这根丝弓，让它为患儿的丑牙做出自己的贡献，最终达到矫治目的。

当然，这锁槽贴在牙面上外人是一眼就能看见的，此后，在这个基础上，锁槽出现了变化：白色的陶瓷锁槽显得不再那么明显（半隐形），位置也可改在牙齿内侧黏结（舌侧矫治），让固定正畸技术有了一定的改善。近年来，在方丝弓的基础上，又出现了"直丝技术"，这也是固定正畸的进一步发展。其原理方法都是一致的，仅仅是在锁槽的设计上做了些改进，让固定正畸更加完善与简捷。

（3）隐形正畸。这是大约在20世纪90年代出现的一种正畸技术，目的是改善牙齿的唇侧锁槽的不美观。方法是使用口内扫描制作数字化牙模，再使用电脑辅助设计治疗方案，通过三D打印术打印出中间模型，通过模型压制出一种透明的牙套（类似于拳击运动员的护牙装置），并循序渐进地替换牙套，逐步地在牙套上实施调整（一般两周更换一次），这样，牙齿就在不断变化的牙套的压力下发生位移，达到正畸的目的。

这种方法，实质就是一种"活动正畸"的改良，最大优点是美观。

该牙套患者是可以随意佩戴的，对于部分成年人而言，若不愿让别人知道自己在做矫形，此法确为一种很好的选择，但切记需要与医生密切配合。此外，该方法的效果与上面说的方丝弓固定正畸有些差距，仅适用于一些不太严重的畸形治疗，只能是牙齿正畸临床的一个分支。

（4）功能矫治器。主要是针对12岁以下的儿童而言。12岁以下的儿童正处在快速生长期内，如果此时发现一些较为严重的发育异常，牙科医师就可能会给他们特别制作一种类似于活动矫治器的装置，用以引导发育异常的部分组织向正常方向发育，或者是用以抑制过度生长的部分组织，减缓其不良发育趋势，以达到引导颌骨正常发育的目的。

一般情况下，功能性矫治器都是阶段性地使用，一旦已经达到矫治目的，便不再使用（听从医师的意见），或待到儿童12岁以后再做固定正畸，完成最终的牙矫治。

目前，功能矫治器的使用还不是太广泛，它对医师的技术水平要求很高，操作稍不注意便可能干扰牙的正常发育，反而对患儿不利。其实，有经验的医师有时是可以正确判断儿童牙的发育趋势的。许多时候，如果儿童没有明显的骨性问题，宁肯待到乳牙替换完成后（11～13岁）再做固定矫治，也不要唐突地使用功能矫治器。

（5）手术矫治。这是目前对严重牙畸形纠正的最后手段。有些牙畸形，是不可能通过在口腔门诊佩戴矫治器而达到矫治目的的。患者如果强烈地希望改善自己的非正常面容，不得已时，医师可选择"正畸正颌联合治疗"这一方法。

我在文中一再强调的"正畸"，是包括了牙、颌、面三个部分的矫正，当患者的颌骨量与其牙量和面部结构严重失衡时，只有用手术的方法切除过多的骨量，或者是补足过于少的颌骨塌陷区，并恢复患者良好的面型及牙𬌗关系。

这种治疗一般是分步进行的：第一步，首先用固定正畸的方法，排齐牙列，去除代偿；第二步，取已经排齐的牙列模型，摄CT片采集数据输入计算机并设计出手术方案，同时在石膏模型上做出术后的预测

（相当于在模型上手术，用以判断术后的效果）；第三步，准备工作一切完善后，方进入手术程序。手术医师一定是经验丰富的专家，术中绝不能出现任何偏差。通过这样的流程后，一副不太美丽的面庞大都会得到良性的改善。最后，仍需进一步正畸治疗做牙齿的精细调整。

五、完成正畸治疗后的保持

前面一再提到"正畸解剖生理性的相关内容"，目的是让大家明白：人体自身是存在着修复、移动、调整能力的。正畸治疗，是典型的人工干预手段，在治疗过程中，有医生为患者把关，防止牙齿出现异动。一旦结束治疗，撤除固定矫治器后，医生会给患者一副活动的保持器，并一再告知如何使用。

保持器的作用，是让已经移动的牙齿和颌面部肌肉组织逐步地适应发生了改变的口腔状况，并在结束治疗后的正常状况下完成人体的各种修复工作。简单地说，就是将矫正好的正常状态固定下来，尽力避免生理性的调整功能让牙齿再度发生移位，致使畸形复发。

可是许多患者不太注意保持器的佩戴，过早地停止了这种维持措施，导致一段时间后畸形会再度发生。所以这种治疗完成后的保持，也是正畸治疗的一个后续过程，绝不可以粗心对待。

保持器的佩戴时间与纠正的畸形程度有关，越是较严重复杂的案例，保持器佩戴的时间越长，3~5年可能还是短的，10年以上也不是不可能。不过，在保持器佩戴的后期，是可以间断使用的，具体的佩戴时间一定要听从医生的意见，并定期复查。

以上，我们介绍了有关牙正畸的三个方面：①为啥会出现牙殆畸形。②牙殆畸形的基本治疗方法。③完成治疗后的保持。

读完这部分章节，也许大家对"箍龅牙"的认识会有所改观，并逐步接受"正畸治疗"的正确理念。

最后，多说一句：并非所有的牙医都可以承担正畸的工作，正畸医师都应是有专业资格认证的。为了自身以及孩子的安全，切勿听信不实的广

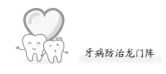

告之词，选择有资质的正畸医师进行正规的正畸治疗，才是正确的选择！

第四节　牙医的得力助手——补牙材料

一、牙医怎样选择补牙材料

牙齿，是不能自我修复的硬组织（相对应的是，骨头是可以自行修复的硬组织），一旦出现破损，只有用人工方法加以修补。这，就给口腔医学提出了一个要求：必须要使用补牙材料。这里，我们就来讨论一下与补牙材料有关的问题。

首先，补牙材料必须满足以下要求：

（1）对身体无毒害，绝无成瘾可能；无生殖障碍及遗传变异。

（2）硬度要与牙齿相似，且耐磨损。

（3）方便操作，又必须在尽短的时间内固化，即硬固。

（4）固化后，不能溶解于唾液。

（5）必要时，可以人工去除。

（6）颜色最好与牙齿一致。

（7）材料最好与牙齿有较强的黏结性，以免脱落。

（8）固化后，可以人工磨光，不造成口腔异物感。

（9）固化后无异味。

（10）不与声音共振，补牙后不影响发音。

以上10条，是口腔材料学应该考虑的问题，而绝非需要广大患者牢记的内容。但是，口腔医生都需要面对患者的提问，而患者又往往想了解这些问题，因此详细地介绍补牙材料，并非"无事找事"的多此一举。

二、"最命长"和"最命短"的补牙材料

1. "最命长"的补牙材料——银汞合金

据北京市口腔医院朱希涛教授考证，银汞合金是一种早在我国宋代

就已经出现的补牙材料，有1000多年的历史了，当时叫作"银膏"。可惜的是，当时的科技不够发达，这"银膏"虽已出现，但其成分却不清楚，另外，尚因祖国医学未能在口腔专科上有长足的进步，对于牙病的治疗长期处于初级阶段，故此"银膏"未能在国际牙医领域占领一席之地。直到18世纪中期，西方的牙医学有了长足的进步，方才正式发明了银汞合金这种补牙材料，且独领风骚150多年，直到今天仍在临床使用之中。20世纪80年代，才有了另外可与之相竞争的补牙材料出现。

所谓银汞合金，其实是将大约70%的银与大约30%的铜烧制成合金块，再研磨成粉状、球状或片状制成。使用时，以水银为调拌剂，将研磨后的合金粉再研磨调拌成膏团，然后挤去多余的水银，并以橡皮布搓揉这膏团5~10分钟，填入牙的洞穴后分层压紧，修整多余部分，再待其固化。这种补牙材料完全固化后的硬度与牙釉质相似，最大硬度的形成时间为24~48小时。一般在填入牙洞后的10分钟左右开始初凝。只要不去咬东西，它的结构就不会在初凝后被破坏，直到完全变硬。其固化后可与真牙一样使用，维持多年不变。

银汞合金补牙材料的优点有：①使用方便，固化时间在操作中不紧迫，医生可从容而为。②只要牙医技术达标，能在牙齿上制作出合理的固位与抗力形状，其固位可达数十年之久。2012年，我回华西口腔医院工作，曾见到过1976年补上的银汞合金（在楔状缺损区），历36年之久仍无半点疵瑕！至今，我所见到的银汞合金使用超过20年的例子，岂止百例。③牙齿的龋洞如在后牙的邻面，用它补牙，可很好地恢复与邻牙的接触关系，而不会发生补牙后的塞牙问题。④固化前后基本无体积的变化，不会在窝洞和材料之间出现缝隙，从而避免继发龋的发生。

"实践是检验真理的唯一标准"，一种材料，在口腔医学的发展中能维持使用150多年之久，可见它受到牙医的喜爱达何等程度！这也间接地证明了它的优点是值得肯定的。

银汞合金补牙材料的缺点则是：①色泽不美，多为灰黑或暗黑，与牙色对比度很大，不宜在前牙使用。后牙隐蔽，色泽问题可不用顾虑。

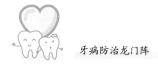

该材料在固化的24小时后做一次抛光，可使色泽维持在银亮色。②调拌时，有汞参与，研磨中有汞蒸气溢出，久而久之，对牙科操作者有危害，甚至整个诊断室都有汞污染的危险。因此，现在已经发展到"闭合式调拌"，相对减少了这种污染。有研究表明，对操作10年以上该作业的老护士做血汞检测，并未发现有明确的汞中毒者。我本人亦在20世纪80年代末期做过血汞的检查，也无汞中毒指征出现（这是在接触银汞合金20年之后）。③刚调拌好的这种材料内有游离汞离子溢出，可使口腔内局部区域出现局部汞含量超标的情况，特别是和窝洞相接触的牙龈。有研究结果称，汞含量可达正常值的10倍，一般可维持1～2个月，再逐步下降为正常值。在没有与牙龈接触的窝洞中填入银汞合金，牙龈中的汞含量只略为超标。远期的银汞合金材料，完全无汞的排放与积留。那种"补了银汞合金，会发生汞中毒"的担心实在大可不必啦！④聚合（化合）时间较长（24～48小时），补牙当天及次日，是不能任意咀嚼的。⑤此材料无任何黏结能力，补在牙上不脱落，全靠机械的嵌合力、倒凹区的固位力与窝洞壁的摩擦力等，因此，对牙医的技术要求很高。每类洞型，都要有极为精细的制作，必须做到窝洞有"抗力"和"固位"两类标准形状，否则补牙后必然要脱落。

2. "最命短"的补牙材料——EB复合树脂

20世纪80年代左右，在工业环氧树脂的带动下，口腔临床出现了一类可作为补牙材料的"EB复合树脂"。它是环氧型的材料，双组分，含"双酚A"类和"胺"类物质，补牙后有色变，且黏结能力不强，硬度也不够完善。由于缺点太多，仅仅10年左右，这种材料就退出了口腔临床。

三、"最有前途"和"最具多面性"的补牙材料

1. "最有前途"的补牙材料——光固化树脂

20世纪80年代中期出现在口腔临床的是一种由光照引发固化的树脂型复合材料，色泽与牙色近似，固化后基本不染色，硬度在步步提高，现在已有了后牙型、纳米级型的树脂在临床使用。此材料为单一的

膏体，塑型后经过可见光的照射即可固化，很受医生和患者的欢迎。

光固化树脂补牙材料的优点有：①色泽美观，特别是用作前牙修补时，可与天然牙色泽一致，毫无人工痕迹。②操作方便，全过程无操作的紧迫感，可任意塑形，直到医生与患者均满意后，再做固化，固化后不产生形变。③补牙后可立即使用，无延迟的固化期。④和牙齿有一定的黏结能力，在偶联剂的帮助下，可深入牙釉质（或牙本质）3~5μm（微米；1微米=0.001毫米），所以相对来说，对窝洞的形状要求就不是很高（与银汞合金相比较），修补时，只需去除龋损组织即可，不必制作精细的固位形状。这也大大降低了对牙医补牙的技术操作难度。⑤必要时，可以拆除。

光固化树脂补牙材料的缺点则是：①与银汞合金相比，耐磨性稍差。②树脂成分复杂，对牙髓有一定的刺激，特别是较深的窝洞，稍不留意便可导致牙髓的坏死，故在修补较深的窝洞时都应先做牙髓的保护处理。③操作环境必须干燥，对有龈沟液渗出或有极少渗血的颈缘部窝洞，补牙后较易脱落。④涉及邻面的洞型，边缘嵴、触点及邻面外形不易恢复。⑤树脂本身有不长的保质期，过期使用，效果不佳。⑥光固化灯需要光纤传导光能，光的强度与树脂固化后的硬度密切相关，必须随时留意光纤的状态（光能的衰减），避免材料达不到预期的效果。

相信，光固化树脂的质量问题一定会得到解决并使质量步步提高，最终成为最为理想的补牙材料！

2. "最具多面性"的补牙材料——玻璃离子体水门汀

这也是20世纪80年代出现在牙医临床上的一种补牙材料，至今仍在临床使用之中。

该材料的全称为"玻璃聚链稀酸盐水门汀"，是由钙、硅、铝、氟等八种元素共同组成的复合体，介于全无机的磷酸锌水门汀与全有机的光固化复合树脂之间，是口腔材料学家花了很多年时间才研制出来的一类牙科材料。目前主要用途有三个大类：黏结、窝洞充填和牙髓保护剂。

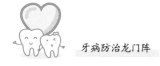

玻璃离子体水门汀补牙材料的优点有：①与窝洞壁相连紧密，有一定的黏结性，充填后无渗漏，硬度较高。②有半透明性，在做前牙的充填时，色泽逼真。③做后牙充填时，可掺入一定量的银合金粉，以提高其硬度。④作为后牙窝洞的充填，材料剂型可供选择的余地较大，既有化学固化的剂型，也有光固化剂型，使用较为方便。

玻璃离子体水门汀补牙材料的缺点则是：化学固化时间较长，达到最大硬度的时间在1小时以上，且完全固化之前极怕水，如遇唾液，表面可形成松软的糊状物，因此，补完牙后，应在表面涂上一层避水层以利它的固化（最常用的保护剂为凡士林，无色、无味、可持久保护），如选用光固化剂型，可避免这个缺点。

近年来，还出现了一种叫超硬玻璃离子体的补牙材料，可用作后牙充填，且对牙髓毫无刺激性，加之它固化后尚能缓慢释放氟元素，可达到预防继发龋的目的。我已用于临床两年，短期看，它的效果不错。愿它能经受住时间的检验，成为理想的后牙充填材料之一。

3. 历史的复习——矽水门汀

这是在光固化树脂出现之前，在临床上使用了很多年的前牙充填材料。临床上称它为"瓷粉"，但这和当前口腔临床所称的"瓷粉"不同，它不是陶瓷粉，而仅仅是一类较为特殊的水门汀。作为前牙的专用补牙材料，色型也成套（有近10种色型），还有作为比色用的比色板。我曾经有个同事，就有着这样的瓷粉所补的门牙存在，而她在补牙30年后，所补的门牙仍然完好，说明这种材料也是可以持久的。

当然，自从光固化复合树脂出现以后，这"瓷粉"也就逐渐自动地退出了口腔临床的历史舞台，犹如"EB复合树脂"的退出一般。

口腔医学是与科技进步息息相关的应用学科，它在中国虽然才出现110多年（1907—2020年），但是随着整体医学科学技术的发展，口腔技术与材料已经出现了巨大的进步与变化，第一例机器人完成的种植牙不是已经问世了吗？最新的3D打印技术说不定也会成为补牙的一种新方法。

第三章 口腔医学展望

第一节 近期"明天"的牙科技术

"明日复明日,明日何其多?"这是我们先辈的告诫,即是说:珍惜时间,该完成的事要及时完成!别把时光虚度,别把要完成的任务轻易地推给"明天"!

但这并不意味着我们只能将目光锁定在"今日"而不能去预见和期待"明日"。有了对"明日"的展望和期待,我们才能在"今日"更加有的放矢地去努力;也正是因为对"明日"的展望和期待,才有了千百万科学斗士,以自己和团队的全部智慧,在不懈地为我们创新,创造更美好的"明天"。

一、机械牙钻消亡

牙齿是人体最硬的组织,普通的刀剪是奈何不了它们的。自西方的牙医学发端开始,便发明了以足踏为动力的牙科钻机,速度可达到每分钟数百转,配合超硬的钢钻针,可以切削牙体,达到去除牙齿破坏组织的目的,并可适当地在牙齿上制作一定的形状,形成"牙体窝洞",帮助补牙材料稳固,完成补牙工作。

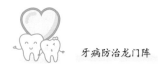

不得不说，这一技术在当时已经十分先进了，可它因速度太慢，钻牙时的震动太大，给患者留下极端的不适与疼痛，从而易让人产生"牙科恐惧症"，许多人都因此而惧怕钻牙。

到了20世纪初，足踏牙钻被电动牙钻代替，速度上升到每分钟数千转。可是钻牙的不适感并未消除，仅仅是减低罢了。

20世纪60年代，电动牙钻再被气动牙钻代替，速度上升到了每分钟10万～30万转，切削牙体时完全没有了震动，这让患者们对于钻牙的恐惧感在口腔门诊得到了一定的控制。可是，这种气动牙钻因压缩空气驱动，要发出尖锐的啸叫声，也会给患者带来不快的治疗体验。

随着激光科学的进步，21世纪以来，"飞秒激光"已经被引进到医学领域，特别在眼科的近视治疗中发挥了很大的作用。口腔科学也不落后，经过许多专家的努力，这种激光也在牙病的治疗中贡献了力量，其中很重要的便是用它去除牙齿的损坏，完全代替牙钻工作。这种激光，高能量、高功率、低温度，极短时作用于牙齿，去除损坏仅在眨眼间，患者几无感觉便完成了钻牙，且对所有正常组织均无损害。

可以预计，不太远的"明天"，这种激光牙钻将在口腔临床技术中替代机械牙钻，给牙病患者带来福音。同时，该技术也可能在口腔的其他疾病的治疗中发挥作用，如在牙周治疗、根管治疗、根尖治疗、牙龈治疗等领域中见到它的身影。

二、修复机器人上岗

当前，失牙后的医学修复（特指"固定修复"）是全人工的精密技术之一，对医生的技能要求很高。可技能水平很高的医生，也可能出现设计或操作上的失误，给患者带来不利影响。口腔科学家多年来一直在苦苦找寻较为简易的方法。在过去的一些过渡的方法中，国外方法较国内的略为先进。

近来有一个十分鼓舞人心的消息盛传口腔医学界：由北京大学口腔医学院的吕培军教授和他的团队合作研制的"自动牙体预备机器人"已

经成功，该技术处于国际领先水平。

自动牙体预备机器人的工作原理是：两台微小的机器人，同时对患者口腔扫描、数字式采样、修复设计，并同时启动CAD/CAM系统（计算机辅助设计和制作系统），一边对修复牙位制作桥基牙预备（以飞秒激光为动力，切屑位置和切屑量都由计算机控制），一边由电脑控制的操作系统制作修复体（假牙）。就在牙科椅位旁，用不长的时间，便可给患者戴上修复体。桥基牙和修复体的配合度可以达到微米级（1/1 000 mm）。这一过程，只需一位医生操作，节省了大量的人力和物力，也减少了临床的失误。

这一技术说来轻巧，可却是吕教授花了30多年的工夫和团队一起，经历非常艰难的研究过程后才取得成功的。2018年，该团队已经和以色列的一家世界最先进的口腔机器人研究机构联手，相信，不久之后，这一技术必将会在口腔门诊占领一席之地。

一种完全受控的、具有"标准模式"的人工智能机器，走上医生和技工的岗位，它对修复的选择能力，来源于当前口腔医学界的各种最佳选择，并可根据患者的口内情况做出最合适的方案和操作。可以想象，这对口腔疾病治疗的帮助该有多大！

三、种植牙机器人医生

人工种植牙，是当前口腔科学的热门技术之一。因为患者的口腔和全身状况的复杂性，人工种植牙对医生的技术修养要求很高，且临床疗效的不尽如人意也时有发生。如何进一步提高种植牙的成功率，也是当前口腔医学界的主研方向之一。

令人欣慰的是，2017年9月，由西安空军军医大学（原第四军医大学）和北京航空航天大学联合研制的"种植牙手术机器人"研制成功，它在医生的操控之下，独立、完整地为同一患者完成了两颗人工牙根的种植，打破了这一完全由人脑、人手把持的领域，把人工智能活动扩展到了口腔医学临床上。

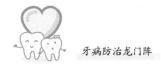

我们有理由相信，随着人工智能技术的一步步完善，一家完全由机器人操作的种植牙医院不久就会来到我们的城市、我们的身边。那时，只要你坐上牙科椅位，亲切而温柔的机器人"医生"就会给你做出检查并制订方案，再在你的配合之下，给你种上合理的人工牙根……

以上三个方面，都是口腔医学界已经研究成功，但尚未在口腔门诊普及的新技术。可以肯定的是，这些新技术在不久的将来会出现在人们的眼前，给民众带来大大的惊喜。

第二节　远期"明天"的牙科技术

一、令人期待的口腔医学基因技术

随着基因研究领域的步步进展，一些遗传性疾病的基因缺陷已被发现，进一步的工作是针对部分这类疾病，可以通过人工的干预，预防新生儿发生这类疾病。这对于提高人群的健康质量，具有划时代的意义。

口腔医学界已经发现龋病、牙周病的发生人群具有一些较为模糊的发病率：有部分人群，终生不患此类疾病；相反，另一部分人群却是此类疾病的好发对象。口腔医学界正在大力地找寻这种情况背后的原因。想来，最终找到基因的头上不是完全的猜想。设想，当科学家找到了这类口腔疾病的基因缺陷后，再通过基因修改技术，将它们的"易感性"做出修改，这样，人群的龋病和牙周病的发生率将会大大地受控于人类，也会大大地提高人类的口腔健康水平。如果再配合新研制的高效药物，将那些晚期的牙周病患牙重新稳固，使大量的"不可保留"的病牙修改为"可以保留"的牙齿，这将会给牙医和患者更多保存手段的选择。这应该是远期口腔医学的一个发展方向吧。

二、牙刷是否会退休

牙刷，是用于清洁牙齿的重要工具，其使用目的，是去除牙面上的牙菌斑。设想，当科学家们有一天发明出一种"含漱剂"，可以在不损伤口腔组织的前提下清除这些牙菌斑时，牙刷还会有生存的空间吗？相信，与此同时，牙周的结石和牙周袋内的有害细菌也会被抑制，则牙周病的发生率也会大大降低。设想那时，牙刷可能正式退出人们的生活范畴，早晚只需用"含漱剂"漱漱口，牙病就被预防了，何乐而不为呢？

三、生物性植牙代替机械性植牙

当前的人工种植牙，都是使用的人工牙根植入，属于"机械—生物修复"。当前，生物界已经在干细胞诱导发育的研究中取得了许多成果。口腔科学界对鼠须干细胞的分离和培养它们发育钙化已经取得成功。进一步的研究，就是如何将患者自己的干细胞培育成一颗牙胚，并植入失牙位置，从而去诱导它分化为所需的牙齿，填补失牙位置和功能。

这一想法虽有点天方夜谭，可远景实在太过诱人，作为展望，记录在此，权当作人类的追求目标之一吧。也许，它对于开阔眼界和拓宽思路有些帮助呢！

四、"明天"的牙病治疗技术

当前，口腔临床医疗还存在许多的未知，让牙医们束手无策。如口腔黏膜病的真实病因、三叉神经痛的真实病因，变异根管的治疗盲区，口腔疾病和全身疾病的关联等，都不是可以手到病除的问题。

现在，内镜技术已经高度成熟，胸腔镜、腹腔镜、盆腔镜、关节镜等都已在临床大量使用。进一步是否有可能发明与制作出"根管内镜"，让当前仍处于"半未知区"的根管治疗真正成为"可视性操作"；或者制作出可供临床使用的"微型机器人"，帮助牙医完成高质量的根管治疗？这对进一步提高根管治疗的成功率，将会有大大的帮助；或者发明一种可供临床使用的"根管靶向充填剂"，仅需注入根管，便会自动完成全部根管的充填。

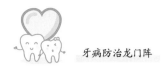

　　总之，口腔治疗技术的进步与新材料的发明，也应该是"明天"的希望！

　　……

　　对于"明天"的口腔医学仅就说到此了。相信一点：随着科学技术的进展，口腔医学必然会步步向前，"明天"到底如何，请大家拭目以待吧！

附 录

一、部分科普小文摘录

1984年，我在恩师李秉琦教授指引下，进入口腔科普阵地，于20世纪八九十年代，曾有上百篇科普小文发表，并开办了不少科普讲座。可惜因时间较久，遗失较多，这里仅是能找到的极少文章。重读后，我感到内容并未过时，故以时间先后顺序附后，供读者参考。

1. 用进废退

一些儿童换牙时，大人们总是一再叮嘱他们要多吃软食，不要吃硬东西，否则就会成"龋牙"。其实，这种说法是不科学的。

我们知道，6～12岁，是儿童牙齿和面骨生长的快速期。在此期间，乳牙要一一脱落，恒牙将渐次萌出，牙齿数量也由原来的20颗长到28颗，进而发展到32颗。由于恒牙的萌出，面骨要相应长大，而面骨的发育好坏，又与牙齿行使的功能关系密切。咬力越大，面骨发育越好。面骨发育得好，牙列拥挤现象就会少些，相反，则会发生拥挤，产生龋牙。这同生物体的任何器官一样，都有一个"用进废退"的基本规律。现代人类牙齿之所以常见一种畸形——牙列拥挤，就与人类进化，承载牙齿的颌骨退缩、变小有关。

牙齿用则进，用必咬，咬什么东西合适呢？儿童换牙期间，撕咬甘蔗是最好的办法。吃甘蔗时，有撕、咬、磨以及清洁口腔等多种功能。另外，炒胡豆、炒豌豆、肉干、萝卜干等粗糙坚硬的食物，都有利于儿童牙齿的生长与发育；而饼干、点心、软糖等各种软食，则对儿童牙齿的发育都是不利的。从调查情况来看，农村和少数民族儿童的牙齿普遍比城市儿童，特别是那些娇生惯养的儿童好得多，

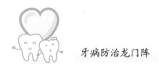

其中一个主要原因，就是因为他们的牙齿得到了锻炼，咬的功能强。

家长们，如果你希望你的孩子有一副洁白、整齐的牙齿的话，就放心让他们去咬、去锻炼吧。

刊载于《成都晚报》，1983年7月5日

2. 种瓜得瓜 "种"牙得牙——谈种植牙

多少年来，人们总在盼望和找寻一种可代替真牙且能直接"栽种"在牙槽骨里的人造牙，这样，只需在失牙的部位"种"上一颗人造牙根，经一定的时间生长之后再在这个种植桩上做假牙，这牙就能像真牙一样为失牙的人们效劳了。

今天，这一设想已变成了现实。最近，成都、上海、西安等地的口腔科学家们的实验已取得了令人鼓舞的成功。上海已首先应用于临床，经过一年来的临床观察，成功率达100%！

经实验筛选，目前认为最有发展前途的种植材料是生物陶瓷（单晶、多晶氧化铝）、钛合金、微孔钛棒、喷镀陶瓷的钛合金桩等。这些材料的生物相容性相当好，在人体内很稳定，种植入骨后能与骨质紧密、牢固地结合在一起，骨质甚至可以长入有些材料的小孔中（如微孔钛）成为一体化的人造牙根。

上海首先应用于临床的人工种植牙材料是选用的单晶氧化铝（即人造白宝石），将它加工成螺钉形状，用一套专用的器械种植入拔牙后的牙槽窝中，3个月后，在种植体的桩上做人造牙，其美观、牢固、舒适等特性都与真牙相似。唯一的缺点是材料加工困难和价格较贵。华西医院口腔科选用的种植材料正好克服了上述缺点，且在实验研究中取得了可喜的成绩，相信不久即可应用于临床。人工种植牙研究的初步成功，必将给口腔修复学带来巨大的变革。

刊载于《成都晚报》，1984年12月4日

3. 咀嚼与疾病——浅谈颞颌关节紊乱综合征

咀嚼，即咬东西，是人类生存的本能行为。可是，有一种疾病，却专门危害咀嚼功能。

人的下巴借助于两个活动的"挂钩"与头颅相连，咀嚼运动即是这两个"挂钩"的功能运动之一。"挂钩"的名字叫颞颌关节。随着人类的进化，颞颌关节变得更灵活了，活动范围也增大了，但承担力的能力却减小了。于是，不正常的咀嚼便可引起咀嚼系统的毛病，出现不良症状。

咀嚼可分为有物咀嚼与无物咀嚼两种，前者是吃东西的活动，后者常是借以表达情绪的一种表现。例如，有人习惯咬紧牙齿，有人有磨牙的症状，有人爱吃硬物，有人爱用一侧牙齿咬东西，有人上下牙咬合时覆盖太深以致吃东西时不能磨动，有人牙齿排列不齐使下颌运动大受阻碍……凡此种种，均称为不正常咀嚼，这些行为常导致颞颌关节紊乱综合征的出现。

此病的主要症状是张口疼痛和弹响。弹响发生的时间、部位、程度依病情的轻重而不同。疼痛可由面颊部的疲胀感直到尖锐的撕裂性疼痛，进而发展到张口困难或下颌脱臼等功能障碍。部份患者还伴有头疼、耳鸣、视力障碍等伴发症状。

现在，口腔医学已将此病定为口腔疾患的多发病。经调查，大约有24%左右的青壮年罹患此病。此病的治疗是比较复杂的，包括精神治疗、病因治疗与症状治疗几个方面。早治较晚治好、综合治疗较单一治疗好。

为了使你生活得更愉快，请你爱护自己的咀嚼器官，随时注意它的变化并学会科学地咀嚼吧！

刊载于《成都晚报》，1986年1月7日

4. 牙齿的劈裂与预防

"唉哟！"，随着叫声，吐出的大米饭中混着砂粒和一小块牙齿。这仅仅是不小心所致吗？非也。

牙劈裂并非一种疾病，它犹如"发热"，仅是多种疾病的一个共同症状而已，引起牙齿劈裂的病因很多，但最主要的是龋病和牙尖发育畸形两种。

龋病的进展可使牙髓破坏，或使牙釉质失去支撑成为悬突状态，这就会使牙齿变得较脆，咀嚼中稍有不慎，便可发生劈裂。当牙髓已被破坏，在治疗中被迫拔去牙髓后，虽仍能行使正常咀嚼功能，但因失去了牙髓的营养而使牙质变脆，医学上称之为"死髓牙"。劈裂，便是它最常见的破坏方式之一。

牙尖发育畸形，是指牙面的尖窝关系不正常，牙尖陡峭，咀嚼中牙尖所受侧向分力太大，一旦食物中混入硬物，如骨屑、砂粒等，在毫无防备的情况下用力咬，就易使牙齿崩裂。这种崩裂多半发生在上颌后牙的功能尖。

牙劈裂还有另一种隐匿的方式，叫隐裂式微裂。这种裂纹从外表上不易查出，但随着咀嚼力的作用将会逐步加大，直至完全劈裂。因此，一旦发现，应及时治疗。

对牙劈裂的治疗问题是比较麻烦的，随病情不同而异，医、患双方若都比较

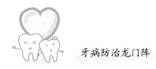

重视，有时也是可以治疗的，但绝大多数劈裂牙都会被拔除。

若你口内有死髓牙或已经发生牙尖崩裂，望你进餐时细嚼慢咽，剔出硬物；也望你上医院看看是否需要牙尖磨改，以防患于未然。

刊载于《成都晚报》，1986年2月6日

5. 阿庆嫂治疗牙出血（荒诞科普小品）

在刁德一一伙敌人面前，阿庆嫂与沙奶奶只能假戏真演了：阿庆嫂被沙奶奶打出了牙血。虽然一时间瞒过了奸猾的刁德一，可牙血老是不止。阿庆嫂在百般无奈之际突然想到了林妹妹，她那一排洁白整齐的牙齿，一定有保养之妙法。于是造次拜访大观园

这一日，紫娟来报，"阿庆嫂来访！"黛玉忙起身看坐，叫紫娟斟茶，阿庆嫂倒也不客气接过茶来，就呷了一口。不待黛玉开口，便开门见山地问道："姑娘，我这牙不时出血难止，可有妙方？"黛玉虽非郎中、御医，但爱牙护齿亦有十多载光阴，加之无聊时亦读了点医书，所以听了此言，抿嘴一笑。启动皓齿，娓娓道来。

其一，口腔气温宜人"雨量充沛"，各种"奇花异草"及"飞禽走兽"都适宜在这"热带雨林"中繁衍。有几种特殊"植物"，如变形链球菌，乳酸杆菌等分裂繁殖更快，一夜之间可繁殖几十代之多！它们附着牙面，形成"牙菌斑"，是龋病（虫牙）、牙周病（火牙）形成的元凶。你牙龈出血，就是典型牙周病症状。加之被人一击，牙龈创面扩大，牙血也就更多。不过，只要认真刷牙护齿，牙周病是可以预防与治疗的。

其二，刷牙有许多讲究，概括有如下六点：①早、晚各刷一次牙，晚上较早上更重要。②不只刷洗"守门员"，更要刷洗那些容易被遗忘的角落：门牙的内侧面，上后牙的外侧面。③用劲适中，如果用力太大会造成新问题。④牙刷的毛束发叉、脱落，容易刺伤牙龈，要及时更换。⑤低质牙膏所含清洁剂是碳酸钙，容易擦伤牙体组织，不能长期使用，最好选含氧化硅的牙膏，牙膏内含有氟化物更有防龋作用。⑥刷法以"旋转颤动"最佳，但不易掌握，需细心体会，用"竖刷法"也行，即上牙向下刷，下牙向上刷，动作要轻柔。

阿庆嫂洗耳恭听，过耳不忘，但现时又是打鬼子，又是反老蒋，还要反老汪，哪有工夫学刷牙？于是，向黛玉说："是不是先把牙血止住了再说？"黛玉忙叫紫娟捧出保健牙刷和药物牙膏，阿庆嫂把它们揣入怀中，起身道谢，赶回春来茶馆。

刊载于《成都晚报》，1989年9月12日

6. 节日牙病的防治

春节将到，口腔科熙熙攘攘，患者纷纷拥来，都是为提早治好牙病能欢快地度过春节做准备。

节日前哪些牙病需早做准备呢？

急性炎症性疾病——比较常见的有急性牙髓炎、智齿冠周炎及牙周炎急性发作。若平时已有冷热酸甜等不适症状者，应尽早治疗，以免误了你的团年饭。

慢性炎症性疾病——最常见的是慢性尖周炎和炎症性牙周病。前者常有牙齿轻微的叩击痛或有向外长出的症状。一般不过分影响进食，冷热也不痛，但人在身体过度疲劳（如通宵玩闹等）的情况下，常急性发作，出现牙齿的剧痛。如果发生这种情况应立即去医院做牙髓引流，以消除痛苦。

颞颌关节疾病——如已确诊为此病，节日中别过多咀嚼，也别进食过硬食物，早晚要注意耳前区的保暖（可戴合适的护耳帽）并每日坚持早晚热敷耳前区。过完节可找口腔专科医生治疗，以免病情进一步发展。

拔牙——或许你不同意这个意见：非万不得已年前别去拔牙！

万一您确有牙病，请您年前留心，准备一点消炎止痛药，以备不时之需。

刊载于《成都晚报》，1990年1月23日

7. 警惕，苹果上的血迹

联合国官员来访，漂亮而精通英语的张小姐是学校派出的接待人员之一。但是，卫生秘书鲍罗蒂娜的眼神中总带有一丝疑问。"你的苹果上怎么有血迹？"鲍氏指着张小姐的苹果道出了那份疑问。明白了对方的心思，张小姐这才松口气，马虎地搪塞过去。送走代表团，她来到口腔科。

原来，张小姐作孩子时，不明白口腔保健的重要，刷牙总是马马虎虎。也不知从何时起，刷牙总是带血，咬馒头、苹果，啃西瓜、梨子，从来都是"血染的风采"，她也不介意。直到今天遇到了尴尬，才使她一心要弄明白原因，也才使她记住了医生的分析与指导。

在牙齿与牙肉交界的地方，有一条"小河"，叫龈沟，正常情况下，"河"深1~2毫米，清亮的"河水"是龈沟上皮的正常分泌物，"河"中游动着少许红、白细胞，老化的上皮细胞及少量细菌。由于刷牙等口腔保健措施不力，口腔内的细菌量增多，它们在"河"里"休养生息"，"繁育儿孙"，其毒素使"河"里的

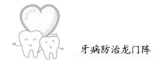

白细胞死亡，成为脓细胞，"河水"也就变成了稀薄的脓液；"河"中的细菌还要在"河"两岸上形成牙菌斑。这些菌斑吸附钙盐后便变成了牙结石，使得"河岸"的牙龈上皮充血、溃烂。程度轻时，不大看得出来，但进食、刷牙等动作压迫牙龈时，"河水"就充满血液而成为"血河"，以致浸染在食物上。这个现象常不会引起人们的重视，可以持续多年。当"河岸"的结石长得够大了，牙龈上皮也因炎症的程度加重而不断被破坏，"小河"加深、加宽时，外表便可见到牙龈红亮、变色，此时便称为缘龈炎。如不治疗，进而可使牙龈变形（肿大或增生）及牙齿松动，成为不可逆转的牙周炎了。

刊载于《成都晚报》，1990年2月13日

8. 哎哟，妈妈……
——龋病浅谈

"哎哟妈妈，你不要对我生气，年轻人就是这样不听话……"颇有点音乐细胞的小红，一贯调皮捣蛋，这不，又哼上了。不过，这次可不是在唱一首歌，而是牙痛得实在不行了，她妈妈叫她上医院时她的对嘴话。

前一段时间，小红吃东西时经常叫牙痛，她妈妈总叫她去医院看看牙齿，可每次吃完饭牙就不痛了，她也就算了。这一拖半年，昨晚不知是咋搞的，她又没吃东西，牙齿却莫名其妙地痛了起来。她妈妈又是塞花椒，又是喂止痛片也没止住痛，小红根本就没法睡，又是叫又是揉，天快亮了才迷迷糊糊睡去，她妈妈看在眼里痛在心里。

小红的牙平白无故地烂了个洞，黑黑的，老深、老深。邻居陈婆婆说是"虫"吃的，她早已"一望无牙"了，久病成"良医"嘛，这可能是经验之谈。陈婆婆还说，街上有取"牙虫"的，一滴药水，可取出好几条"牙虫"，黑头白身，像小蛆似的，取了"虫"牙就不痛了，她取了好多次，还真灵验。

小红妈妈半信半疑，但觉得还是上医院可靠些。小红妈妈"押"着小红来到医院，医生说牙烂不是被"虫"吃的，是生的一种病，叫龋病。这病是由细菌引起的，开始只是变色，后来成为浅洞，这期间不痛，不易被发觉，直到洞深了，吃东西、吸冷风刺激了"牙心"才痛，但只痛几分钟，不吃东西也就不痛了。再到后来，牙病再发展，牙心发了炎，才会像小红昨晚那样剧痛个没完。医生说，再不治，牙会烂完的。小红的牙经医生治疗后完全好了，可陈婆婆却说："哼，'牙虫'没取出来，迟早你还得痛！"小红可懵了，牙痛的惨状记忆犹新，也不知是该信医生的还是信陈婆婆的？

这里我要告诉大家的是：嘴里的牙齿，为什么烂？原来是细菌在嘴里作怪。剧烈的牙痛从哪里来？是从那龋洞由浅变深到"心"来。那陈婆婆，你可不要对小红乱说，祖辈人不要这样以错相传……

刊载于《成都晚报》，1990年3月6日

9. 再谈美容牙科——兼答汪晓雷同志

常有一些青年朋友因前牙不正，以致门牙不整齐影响容貌美观而苦恼，现将产生的原因及治疗方法做简要介绍。

一般来讲，有下列情况可造成前牙位置不正：

（1）自身的牙列拥挤。它是由于颌骨与牙齿的总体长度关系失调造成的，也就是牙的总宽度（每颗牙宽度相加）大于颌骨总长度，以致在颌骨上排不下正常牙位，就造成了牙齿的拥挤现象

（2）上、下牙咬合关系不协调。常常是由于下牙咬于上牙的腭侧牙根部位，由于咀嚼力的不断作用，以致上牙逐渐向前、向外突起，俗称"龅牙齿"。

（3）个别牙位不正。可能是换乳牙时某些牙早脱或迟脱，影响了恒牙的正常萌出，以致错位生长，造成畸形；也可能是由于前牙区的多余牙对正常牙的推挤造成门牙的不整齐；再可能是换牙期间的不良习惯（如啃指甲、咬铅笔等）造成了恒牙的位置畸形。

（4）遗传及先天因素。父母下颌骨明显突出、牙位特别畸形者，常可因遗传因素而致子女牙颌系统出现畸形，如是由于这种原因造成的畸形，应于12～13岁时便开始治疗，可阻止畸形发展，达到纠正目的。

治疗的原则是"扶正驱邪"，即对前牙拥挤者，在换牙期结束后（12～13岁）扩大牙弓，排正不整齐的牙齿；对无法用扩牙弓治疗者，可用减数治疗，即拔去对面容和咀嚼作用影响不大的第一双尖牙，再用正牙的办法排正其他门牙；对青年患者（20～25岁），因牙颌系统基本发育成熟，治疗起来特别困难，常用人工材料"填平补齐"，以达到较为自然的和谐美状态。如有正牙条件，也可用"固定正畸"的手段进行治疗，但治疗时间常常在一年以上，费用也较高，目前这一办法尚未在全国普及。

对一小部分牙颌系统畸形严重，对面容影响太大，又有治疗条件的患者，可采用"外科正畸"的方法，即用手术切除不适合的颌骨，在人工控制下对位与正畸，愈合后即可达到纠正畸形的目的。

刊载于《四川科技报》，1990年10月25日

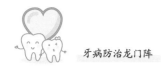

10. 爱牙日话爱牙

刚过了一年一度的全国爱牙日（9月20日），您及您家人、孩子的牙齿健康吗？有没有牙痛、龋病等等的困扰？爱牙应该怎么个爱法？且听我细细道来。

从牙牙学语的幼童到银发苍苍的老人，人的一生中只要有牙便不可避免地要患牙病。钻心的疼痛令多少人彻夜不眠；东倒西歪的牙列、龅牙、"地包天"、开𬌗等牙𬌗畸形，令多少家长及妙龄男女们对镜发愁；烟斑、茶垢和牙出血，又令多少中年先生和女士不敢开怀；无牙和缺牙，让老年朋友异常苦恼。因此，追求一副健康、整齐而洁白的牙列，已在不知不觉中渗入到你的大脑之中。牙齿，颜面部的又一个视觉中心，已经以它自身的形态和颜色成为人们审美的重要内容。

爱牙，决非切除阑尾般刀到病除，一蹴而就，也不像戒烟那样狠下决心便可终身受益；爱牙，犹如涓涓细流，点点滴滴、持之以恒，方可水滴石穿。故此，"爱牙日"每年应是365个日日夜夜；如果您已80岁，那爱牙日便应是80个365天！

爱牙的初始，是父母对幼儿乳牙的保护：合适的牙刷（幼儿型、儿童型），良好的习惯（早晚刷牙、食后漱口），正确的方法（竖刷法、三面刷），耐心的辅导与督促，都是青年父母不可省略的口腔卫生教育措施。特别是对待龋齿（虫牙）的态度，时至今日仍有不少年轻父母对此持无所谓的态度，使我们在临床工作中遇到大量烂牙已无法挽救。这种后果一时是看不见的，一旦因乳牙缺失而造成颌骨发育不良及牙𬌗畸形等较为严重的问题时，后悔已经晚矣。

另一个防治措施是早治。乳牙和青年恒牙的龋病是发展得很快的，常在早期毫无症状或症状轻微，可孩子们在第一次叫痛时，往往已是晚期了，此时牙神经血管常常不能保留。因此专家们推荐小孩应该每半年做一次牙齿保健检查。将您的孩子带到一个可以信赖的口腔医师那里，他只需1～2分钟便可确认您的小孩牙齿是否需做处置。此时即便要治，也因几乎不痛而能得到孩子的配合，既省时又省钱。对于牙痛来说，拖下去是绝对没有好处的，其结果只能是失去挽救牙齿的最佳时机。

对生长发育期的小孩（6～14岁），家长除了注意烂牙，还应注意有无牙颌发育不良的问题，办法仍然是每半年看一次牙医。

对成年人来说，爱牙的含义是除了每天的口腔卫生保健，一旦感到牙齿不正常（咀嚼无力或痛；热、冷、甜、酸、过敏；牙龈出血；夜间牙痛等），便请请牙医诊治。如果没有任何不适之感，则应每年找牙医做一次洁牙（清除牙结石）和保健检查。如是者，一副健康的牙齿将伴随您的终生。

刊载于《成都晚报》，1996年9月24日

11. 让孩子更美丽——介绍口腔功能调节器

我们常用"明眸皓齿"来形容一个人长得漂亮，可见拥有一口整齐洁白的牙齿是很令人羡慕的。然而，当前"明眸"还频频顾盼生辉，"皓齿"却越来越稀少了。这是为什么？如何让孩子们将来都有一口漂亮的牙齿？且听我细细道来。

牙齿与颌骨在人类的咀嚼系统中是一个退化的系统。

茹毛饮血的原始人类，为了保卫自身的安全，常要防御、攻击，撕咬坚韧的食物，因此牙与颌骨都十分粗壮与坚强。也许，在那最初的，由树下地、由爬到站的生死攸关的初始阶段，这32颗攻无不克、无坚不摧的牙齿和发达得大大前突的颌骨还真起到了举足轻重的作用！但在其后漫长的进化过程中，大脑及四肢高度发达了，防御武器也由牙齿、颌骨、四肢进化为自动冲锋枪、大炮、导弹了。于是，颌骨在悠悠岁月中便处于退化状态：由厚变薄，由大到小，由前突到后缩，大猩猩般的"尊容"逐步被现代的美貌所替代。在奴隶制、封建制、半殖民地制度的社会结构中，牙齿的功能由于食物的粗糙、坚硬还能较为充分地发挥，颌骨畸形、龋病等都相对较少；而在经济高速发展，食品加工日渐精细的条件下，牙齿与颌骨的咀嚼功能又进一步退化，颌骨因而发育得不够完善，相对来说，牙齿的形状、大小与数量退化较慢。于是现代人类的牙齿与颌骨的比例总是出现部分失调状态，牙颌畸形的比例也就增高了。

口腔医学界绞尽脑汁，为协调这一关系做出了巨大努力，活动矫治器、固定矫治器、颌骨正畸外科手术等，已给相当多的牙、颌、面畸形患者带来了福音。可是，它们都是针对发育定形的牙型、面型去施展本领的。早在20世纪六七十年代，欧洲学者们就对发育中的儿童（5~14岁）的面型、牙型问题进行了深入的研究，发明了可以促进颌骨发育、预防恒牙期牙颌畸形的一种特殊矫治器——口腔功能调节器，它专用于替牙期的儿童。对那些颌骨发育不良，有牙列拥挤趋势，有不良口腔卫生习惯（如伸舌、吮指、啃指甲等等）以及颌面部发育较差的儿童，让其在口内戴上一种口周肌肉调节器，以减少肌张力、舌张力的压力而伸颌骨在相对良好的环境中充分生长与发育以达到改善面型、牙型的目的。此件制作十分精细繁杂，患儿家长需常带孩子上医院复查，一段时间后，便在不知不觉中发现患儿颌骨发生了较明显的改善，牙列也相应得以改善。

当然，口腔功能调节器类型较多，针对性强，使用前应接受有丰富经验的正畸医师指导，切不可一哄而上，错上加错，给孩子造成更加严重的问题。

6~12岁的小孩正处在乳牙、恒牙的替换时期，此前是无法干扰颌骨生长的，

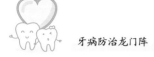

此期亦认为不宜使用矫治器。自从口腔功能调节器在国内推广以来，广大有可能成为口腔畸形的孩子得以提前预防畸形发生，面型、牙型也得到了相应的调整。于是，我们可以自信地说：口腔功能调节器可以使孩子变得更美丽。

刊载于《成都晚报》，1996年11月19日

12. 牙病防治误区多（牙医忠告之一）

随着生活水平的不断提高，人们的保健意识正在逐步增强，各种保健品亦铺天盖地般涌来。然而在这"汹涌"的维护健康之"浪涛"中，牙病的防治问题却慢了不止一拍，现就牙病的防治误区浅谈拙见一二，以供读者参考。

误区一："牙不痛为啥看牙医？"其实，牙的组织结构特殊，凡发生牙痛症状已远不是早期病症了，常常需要损失牙的神经、血管方可解除痛症。故此，定期看看牙医，防患于未然，方是上策。

误区二："我的牙口好，管他核桃还是酒瓶盖，图方便张口就咬。"君不见口腔门诊常有剧痛难忍的患者，就诊几家医院也找不出剧痛原因及患牙，最后确诊方知是某颗牙因受力太大而发生了隐裂，在诊视中被忽略。

误区三："我神经脆弱，听不得牙钻啸叫，牙痛时吃点药就行了，挺管用。"请读者注意，这是两个根本不同的概念，即牙内上药和口服消炎止痛药。前者犹如直接喝下一杯可乐，后者好像是把可乐倒入府南河上游，再从下游舀一杯水喝下，认为自己喝下了一杯可乐，其浓度有天壤之别。何况牙体硬组织的破坏是任何口服药物都无法恢复的。唯一的办法只有由牙医替你修补才行。

误区四："上下左右几十颗牙，拔去病牙就不痛了，又省钱又省时，我才懒得麻烦去治牙哩！"当然，拔一颗牙仍是可以咀嚼的，但是，一是咀嚼效率要降低10%～20%；二是咀嚼器官失去了原有的平衡，拔牙后必须重建平衡，这种重建常常以破坏牙颌系统的正常功能为代价。也就是说，简单地拔一颗牙，全口牙都将受到影响，如不采取措施，后果将十分严重。

误区五："洁牙干什么？洁了牙后，牙齿发酸，太难受了，我才不干哩！流血吗，已流了几年的牙血，也不见得碍我大事，何苦去受那个罪啊。"其实，洁牙是清除牙体结石与沉着色素，进而促进口腔自洁功能，以减少牙菌斑，减少牙龈炎症，对保护牙齿的支持组织意义重大。每年一次洁牙是牙医的忠告。

误区六："是牙医随便找谁都行。"其实，牙医应是"微雕艺术家"，在最大不超过1平方毫米的面积上要演出一台有声有色的"戏"来，非有一套过硬的本领与切实的敬业精神才行。

总而言之，牙病是一种慢性病，晚期极难医治，要想保护自己的牙齿，唯有正确的预防方法方可奏效。

刊载于《成都晚报》，1998年4月12日

13. 固定假牙与烤瓷冠桥（牙医忠告之二）

　　生老病死，人之必然。牙齿生病、折裂、脱落，也是牙齿的必然。一颗或一部分牙的脱落，将对患者面容的完整有残缺不全之影响或导致部分咀嚼功能的降低。前者无论对青年、中年或老年人都会带来"羞于启齿"的结果，其实质，便是对患者心理的一种伤害；后者将加重邻牙的功能负荷，导致邻牙的倾斜与松动。同时将影响到食物的研磨，加重胃肠功能负担。

　　正因为此，失牙后就必然涉及人工修复的问题，这就是民间俗称的"安假牙"。由于经济的落后与技术的裹足不前，从20世纪50年代到80年代中期，失牙后修复技术基本被活动假牙所垄断。为数极少、比例极小的固定假牙只在"象牙塔"里为少数人士所用。近十年来（尤其是近五年），成都的口腔医疗市场发生了质的转变。为数不少的口腔界的专家们走上了市场经济的轨道，原来被禁锢在"象牙塔"里的固定假牙修复技术得到了释放和发展。民间也悄然生起了一股对固定假牙朦胧的神秘感。这里，有必要对很多人概念不清的内容作些说明，主要是以下三个方面：

　　其一，"固定假牙就是种植牙"。其实，种植牙是固定假牙的一种特殊形式，即骨内的固定假牙。它较之一般的固定修复技术更先进、更深入，技术要求更高，选择性也更强。本文所指的"固定假牙"，仅是指固定桥技术。它是依附于患者健康的真牙之上的一种人工修复体，而绝非植入颌骨的人工种植牙。

　　其二，"街头游医就是镶的固定假牙"。错也，街头游医所用的方法与材料，是口腔界一致公认的错误行为。因为：①它不是镶牙技术。②材料有毒。③所有接受这种方法的人无一能逃脱基牙受损害、牙床受损害的危害。④容易造成肝炎、结核等传染病的广泛传播。

　　本文所指固定假牙，是由牙医精心设计、精工操作制作出的修复体，它与患者的真牙呈"牙套"式紧密结合。无论是功能、形态还是颜色，都几能以假乱真，患者也无须取下假牙清洗。好的固定桥修复，对真牙和牙龈完全没有任何伤害。

　　其三，"凡是失牙患者都能镶上固定假牙"。前面说过，固定假牙是要依靠真牙来固定的，如果患者基牙不健康，则"皮之不存，毛将焉附"；如果真牙太少也承担不了假牙的荷载，还易使真牙生病脱落。所以只能有一部分条件合适的牙

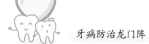

病患者才能享受到固定假牙的治疗。是否适合安装固定假牙，全靠牙医的技术与敬业精神了。

烤瓷桥是固定假牙的一种，特别适合修复前牙。它出现于20世纪50年代，但当时水平极低。直到20世纪80年代国外的烤瓷技术飞跃发展，才带动国内的烤瓷修复技术有了相应发展。随着国内技术的提高，近期接受烤瓷修复的患者已体验到它那无与伦比的优越性：色泽逼真、形态自然、硬度合适。精工制作的烤瓷牙，其颜色与立体感也与真牙十分近似，甚至牙医都不能一眼就认出修复体的事也时有发生。

综上所述，固定假牙是一种人工修复体，它要依靠真牙的健康才能充分发挥功能。其制作技术要求高，决非所有的牙医都能恰如其分地掌握，也非所有的失牙患者都能选用。是否能装固定假牙，要听从你的牙医的意见。

刊载于《成都晚报》，1998年5月8日

14. 再说正牙（牙医忠告之三）

时下，"钢牙妹""钢牙弟"不断涌现，戴上固定矫正器的儿童、少年、青年甚至中年人随处可见。一时间，民间对正牙一事众说纷纭，褒贬不一。现就人们最迷惑的几个问题做如下说明。

第一，正牙的年龄。不同目的的正牙年龄不一。12岁以前有颌骨明显发育不良的儿童，可用功能调节器，以促进颌骨发育；7~8岁的孩子因个别牙的严重错位也可用"阶段性矫治"方法解除发育干扰。12岁替牙完成，此时小孩正处于生长发育快速期，是正牙的最佳年龄段，常常可收到事半功倍的效果。18岁以后，颌骨基本发育完成，牙位的调整相对较慢，此期称为成人正牙期，不能再利用生长发育的优势调整牙位。正牙时常常需拔除一些不重要的牙齿以获得牙移位的空间，对部分安氏Ⅲ类错𬌗（严重反𬌗）已无法用正牙的方法治疗；40岁以后，因牙周病、失牙等原因，可能造成基本的牙位变化（如前牙扇形移位、后牙倾向失牙区等等），此时为了纠正移位牙也可用正牙的方法恢复正常牙位。因此，正牙的年龄区域是一个跨度从几岁到几十岁的大范围。

第二，哪些情况应该正牙？这是一个很难回答的问题。不同的人群，不同的层次，不同的审美能力，不同的经济能力等，造成不同的人会对自己的面容、牙𬌗情况、咀嚼效率等要求不同，因此无法"一刀切"。口腔医学认为：由于牙齿位置不良影响咀嚼功能、影响面容、影响唇的闭合、干扰关节活动等都应正牙。目前从抽查估计，应该正牙人群中已接受正牙人群的比例极低，不到1%，随着经济的发展与文化层次的提高，这个比例一定会得以提高。

第三，正牙有后遗症吗？回答是肯定的"无"！严格而精细的正牙技术对牙位、颌关系、颞颌关节功能等都有缜密的考虑与处置，正牙后是不会出现任何问题的。正牙中出现的牙松动、拔牙间隙、关节疼痛、弹响等，正牙医生都会给予处置，结束正牙后这些问题都会迎刃而解的。

第四，正牙与拔牙。要纠正某些畸形如严重牙列拥挤、双颌前突等，拔除某些不重要的牙以获得间隙而纠正错位牙，这是医生认为的好方法（既不影响功能，又能收到佳效）。可部分患者及家长总感到拔牙不是滋味，心理上接受不了。其实，拔去牙的损失与终身面容姣好相比简直是微不足道的。

第五，正牙方法的选择。目前口腔界使用的有三种方法：①固定矫治。②活动矫治。③手术+固定矫治。三种方法中，固定矫治术是当前的主流，它因患者不能自己取下，连续加力而效率高、复诊少，对某些活动矫治术无法完成的畸形亦能奏效；手术矫治是对严重颌骨畸形的成年患者而言的，它只能在正规的专科医院内进行，要求条件极高；活动矫治对部分轻微畸形患者亦能使用，但因矫治器患者可以自己取下，对部分不能正规佩戴的患者收效不大。

第六，正牙的效果。前面说过，如能抓住恒牙早期的生长发育高峰期，医生的能力得以全面发挥，此时许多较严重的畸形亦能达到完美的效果；相反，如在成人期正牙，则只能做牙位的调整，相对改善面容与功能，而不容易达到尽善尽美的效果。

第七，选医生。我近年来在许多文章中一再重申此意——选医生。原因是医生的能力是有限的，擅长于此，可能应付于彼，此其一；其二，在市场经济的冲击下，医生的责任心与敬业精神也良莠不一，千差万别，如不慎重选择，常常留下终身遗憾。

第八，遵医嘱。正牙是个漫长（1~2年）的"苦难历程"，其间医生的嘱托十分重要，如定时复诊，坚持佩戴，及时修理，忌食硬物等。常见一些患者因正牙效果不理想而责问医生，其实不听从医嘱是正牙不理想的主要原因之一。

以上八条，是我的一片肺腑之言，希望能对有正牙需要的人群起到一点指导作用，此即足矣！

1998年6月29日讲座内容

15. 法无定法　口腔医疗中技艺正误问题浅谈(牙医忠告之四)

"路本无所谓有，也无所谓无，走的人多了就成了路"，这句脍炙人口的名言，说的是一个极为浅显的哲学问题——众望所归。还是这个老夫子，在另外的

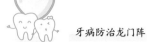

文章中盛赞了一盘（方言：一次）"最勇敢的人"——第一个对螃蟹大开杀戒嚼而食之者，说的又是另一个哲学问题——勇于探索与实践。中医鼻祖神农氏遍尝百草，一日而中十九毒的故事是一个典型的"以身试毒"的感人故事。

如果，我们将以上三个内容相叠加，会得出一个什么结果？是否该解释为万事从无到有，从不能认知到可以认知，是需要先知先觉者去破釜沉舟，率先开路的。这个开路的过程异常艰辛，甚至有时充满了血腥味，很难有洒满阳光与铺满鲜花的日子。

口腔医疗的技艺中，若干具体问题的处置，就处于这么个混淆不清、模棱两可的混乱状态之中，至今仍是法无定法，难于用统一的标准来评价、对待与确认。比如急性炎症期的拔牙问题，有时因拔除了患牙，引流得以建立，因根尖炎或牙周炎而并发的其他症状随之而消除，为患者解除了痛苦、节约了经费，拔牙这个行为成了治疗的关键行为；相反，有时因炎症而拔除患牙，却造成了感染的扩散，一波未平一波又起，拔牙这个行为则成了感染扩散的关键行为。造成感染扩散而引发的一系列治疗费用及给患者带来的痛苦，是否应由医方负责？又如，破裂牙的去留问题，有时经过治疗，破裂牙完全能正常行使功能；有时又因过分保留而使患牙长期不能咀嚼，最终被迫拔除。此时因无效治疗而花去的时间和费用应该谁来担负？

再如腮腺区的肿瘤手术，时时造成面神经的损伤而带来面部的畸形，这是术前已经涉及的问题，假如手术中能完全解剖面神经而保留了面部功能，避免了术后畸形的发生，此时主刀医生是否应得到额外的奖励？

再如急性牙髓炎，因无法确认患牙，造成一颗、两颗，甚至更多的好牙误伤，既增加了患者的痛苦又造成了好牙的损伤，是否应该对施术医师给予起诉？相反，对十分困难的鉴别诊断能正确掌握、处置恰到好处的医生又是否应该给予嘉奖？

再如，患者选择医生已经是天经地义的公理，相反，医生能否选择患者？牙医手中的高速牙钻，一般速度为30万转/分，口腔操作又十分精细，用"微雕技艺"形容绝不为过。使用牙钻时，如患者不能保持安静，钻头极易伤害患者舌头、嘴唇或颊黏膜；另外为数不少的患者舌头配合极差，正当高速牙钻在运转时，舌头总是突然运动，此时常常吓得牙医"心力衰竭"，急匆匆地抽出牙钻；有时患者还会重复多次，弄得牙医不敢再钻；或者患者因咽反射敏感，略一张口便有欲呕吐的反应；或者唾液量过大，术区无法隔湿。如此种种问题使医生的治疗与操作无法达到目的，只能简易处置，以致造成补牙后痛，充填物脱落等等治疗意外。这种因患者不能配合造成的治疗效果差的后果，应由医师来负责吗？

相反，大部分患者能与医生密切配合，医生在操作中能完全贯彻治疗目的，为此在情感上比较偏向于此类患者。实际上，医生在操作中就已经选择、接纳了这类患者，只是没有表明而已。对这类患者的治疗效果常常是能让人满意的。此时，我们是否可以公开地说：口腔操作技艺中的正误问题有时是由患者自己在控制的（当然庸医和医疗骗子除外）。在这里，我们所指的"医生能否选择患者"，就能让读者明白了我们是指：牙医更愿意和能够主动配合的患者合作，而不太愿意和配合差的患者合作。

以上种种问题，仅是口腔临床医疗中的一斑。大而言之，对医学而言，能提出的问题可能用成千上万来形容是不为过的。如此沉重的问题每日里都压在临床医生的肩上，会不会对他们的精神形成累积式的损伤，以致造成行为的偏差？如果出现偏差，其责任是由医学本身来负还是由医生个人去负？此类问题应该由医学领域来解决还是由哲学来解决？或是由其他学科来解决？或是根本用不着去解决。"水至清则无鱼；人至察则无徒"是否会是此类问题的最终答案？

我是糊涂的、彷徨的，提出以上论点，供清醒的人们去思考与解决。

1998年4月28日深夜讲座内容

16. 儿童惧怕补牙，谁该负责（牙医忠告之五）

牙科惧怕症，说的是害怕上牙科。看看，一听牙钻啸叫，小孩便全身肌肉紧张，紧闭眼，高抬背，全身都缩成一团，一副要遭"整死"的架势。有些患儿一看口镜，或闭紧嘴、埋着头，一副窘相；或哭啼不止，完全不听从医嘱，让人感到既"讨厌"又可怜……相反，一部分小孩认定了某医生，自己笑着跑进诊疗室，东摸一下，西摸一下，与医生笑谈自如，治疗时配合极佳。

两种截然相反的表现引出两种截然不同的后果：前者可能更加惧怕且补牙后效果极差（医生不能规范操作），需不断上医院再做处理；后者处之泰然，补牙后效果很好，常常是一两次就解决问题。从家长和医生的角度看，都希望患儿是后者，而不希望前者出现。

这里，读者不禁要问：为何会有这么两种完全相反的表现发生？

大多数人都会毫不迟疑地把责任划归小孩：什么小孩怕上医院、怕打针，看见"白大褂"就恐惧；什么小孩自制力差，不能把疼痛和不适清楚地分开；什么小孩神经脆弱、胆小，等等。

通过多年的临床实践，虽对儿童恐惧症感性知识已十分丰富，但总未从理性认识的方面去探索、去分析。真正明白此事也仅是近几年的事。原来，在短暂的

171

临诊接触后面隐藏了大量的让患儿害怕，以致其要横不配合的因素，现一一剖析如下。

1. 家长害怕。从生活经验看，一部分家长可能曾有过痛苦的牙病经历，自己就是高度恐惧的牙病患者，于是从小孩能听懂话开始，便用"医牙痛"这类话来吓唬小孩，比如，"不刷牙，今后牙烂了，钻牙痛死你"，这对毫无牙科经历的小孩来说，无疑是一个巨大的心理压力。一旦小孩真的牙痛了，便会将父母教导的恐惧移植到自己的心里。

家长的害怕还可以从行为表现传播给孩子。跨进诊疗室，有的家长看见医生给别的患者操作时的动作，器械和血迹等，便高呼大叫地表现出极端的害怕，这个动作与语言常常是对孩子第一次进口腔诊疗室的威胁，会给孩子幼小的心灵投下一个治牙的阴影。

相反，一大批无恐惧的小孩（年龄从2~3岁开始），他们的家长常常能正确认识牙病的危害和治牙的必要，在孩子的牙尚在疾病早期便带领他们上牙科了（因此时补牙几乎不痛）。如遇医生和善，小孩的第一次治牙经历便留下"治牙不痛"的结论，在以后的岁月中即使治牙真的出现了疼痛，他们也能在医生的指导下配合完成治疗过程。

另外，心理威胁与心理诱导是决定小孩首诊牙科恐惧症的关键因素之一，家长们若想自己的孩子能平静地接受牙科治疗，自己首先应该做一个不惧牙医的家长。

2. 娇惯与溺爱。现在的家长爱小孩太过或不得法，常使小孩成了"小霸王""小皇帝"，以致这类小孩心理十分脆弱，几乎失去了自己独立完成一件事的能力（有的小孩五六岁了，甚至不知道口水应吐在痰盂里。有了口水就往外吐，让人看见感到十分厌恶）。这一味娇惯的后果之一就是小孩一旦需补牙，医生往往花上几倍或更多的精力仍然得不到家长的认可。相反，一旦在钻牙时小孩出现任何一个不舒服的动作便可招致家长对医生的责难。这种言行无疑是小孩对治牙不配合的仗势行为，其结果只会对患儿不利。有一个小孩5岁了，是反颌（地包天），父母对治疗积极性很高，小孩也"通泰"（方言：即能配合），可是戴上矫治器的最初不适被爷字辈的"老祖宗"看得过重，以致根本不准小孩戴上，成天在家里骂骂咧咧，由于这个无知的行为，父母只好屈就而取消了治疗计划。若干年后，我看见了当初的这个小孩。他那一副"东倒西歪"的牙齿让人十分心痛，父母也为当时不能坚持而后悔不已。

3. 牙医的态度。不能否认，牙科医生常常是很忙的。工作压力本来就大，许多牙医经常无法按时下班。此时若再遇上胆小啼哭不止或不配合的小孩，医生有点烦躁是可以理解的。但是在检查与言语中，却有少数牙医操作粗心，不该痛的地方（如牵拉口角）也可能把小孩弄痛，可以不钻痛时也不顾后果地钻出剧痛；如果此时表情平淡，语言生硬，会使小孩首诊便留下"牙医可怕"的强烈印象，这个恶性刺激有时可保留终生，甚至再"传染"给他们的下一代！

因此凡是遇小孩看牙，医生都应毫无自我地带着微笑去同小孩相处，并且一定要避免不必要的疼痛与不适发生。首诊，对小孩终生克服牙科恐惧症实在是太重要了，这里望牙医们也能三思。

4. 儿童特点。源于自我保护的生物学特性，儿童期对伤害性刺激反应较为强烈。因儿童的理解力差，对环境、形状、颜色、声音等外界事物虽有强烈的好奇心，却缺乏正确的认识能力，"治牙＝疼痛"这个概念被别人轻微暗示便可以激烈地反映出来，于是儿童期的牙科惧怕症特别强烈。其实虽然成人理解力与自制力较为完善，但惧怕治牙的心理仍是贻误治疗的主要原因之一。

以上四个方面，都是家长对小孩惧怕治牙的原因中未能充分注意的问题。从总体来看，农村儿童较城市儿童惧怕，娇惯者较不娇惯者惧怕，父母文化程度低较文化程度高者惧怕，有痛苦牙科经历者较无牙科经历者惧怕，这个已是不争的事实。我提出以上论点，望能真正引起家长与医界的重视。

1998年7月1日讲座内容

17. 浅谈口腔亚健康

人类社会多姿多彩，对健康的认识与要求也参差不齐，当前健康医学提出了一个概念——亚健康，内容就是提醒人们重视横跨于健康与疾病之间的一段较长的过渡期。然而口腔医学中的亚健康状态，至今仍未引起人们足够的重视。

1. "火牙"与"燥火"。不时听见患者述说："我火锅吃多了，上火，给我开点清火药。"一检查，原来是牙龈发炎或者牙周发炎、出血或者脓肿。此时患者常常还会告诉你：这个现象有好多年了，一直是"上了火"就吃点清火药，好了也就算了。

患者所说的"上火"，绝大多数情况是牙龈炎或牙周炎的急性发作。其病根是牙齿周围的藏污纳垢所致，只要在牙医的精心操作之下，用超声波去除这些结石和软垢，牙龈就会恢复健康，"火"也就自然消除了。这种慢性的牙龈发炎就是典型的口腔亚健康状态，一拖可以十几年，其结果往往是等到患者重视的时候，那些生病的牙齿都只有拔除了！甚为可惜。

2. 吃饭"一边倒"。"左侧牙吃东西痛，我用右边嚼就是了。"这种患者为数之多，让人惊诧！"天生一副好下水，囫囵吞枣没关系"，群众中持这种观点

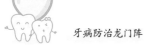

的人也是极多的。一侧牙生病，"恨一口气"不上医院，用另一侧牙去吃饭拖延时日。

为什么那一侧牙不能咬？患者多数不会去追根问底。其实就在一侧牙不能咬的时候，你已进入了口腔亚健康状态。拖久了，这种状态必然发展成迫使你半夜急诊的急性疼痛！牙齿没有剧痛过的朋友很难理解那种撕心裂肺的剧痛，即使痛过的朋友，有些也会想：反正有32颗牙，痛了拔去一颗两颗无伤大碍。

其实，牙齿这种器官是由32颗单个牙组成的一组十分精巧的整体，在这一整体中，任何一颗牙的缺失（尽头牙除外）都会引起相邻或相对的牙发生问题，进而影响整个失牙侧的咀嚼功能。因为是点点滴滴的微小变化，以致患者在完全无感觉的情况下发生，一旦当你有所察觉时，为时已经太晚太晚了。

3. "尽头牙拔不得"。人类的颌骨由于长期的功能减少，较之祖先类人猿的颌骨是大大地退化了、缩小了；而牙齿的数目及大小却几乎没变化，所以现代人约有90%以上要遇到"尽头牙歪着长"的情况。反复的肿痛、吞咽困难、张不开口等情况常常迫使患者上医院，医生总要交代一句：消了炎再拔牙。结果，有的患者反复了几十次，这个"罪魁祸首"仍然"稳坐泰山"，究其原因，患者不知从哪里听来一句"尽头牙拔不得"，就不问青红皂白地套在自己的头上。

另有一些患者是"尽头牙歪着长"但并不疼痛，也从来不上医院。可那歪着的尽头牙却把紧邻的第二磨牙挤得出了问题。此时如遇医生"多事"劝其拔去时，常常遭到患者暗笑——"他们又发不起奖金了"。其实，此时的尽头牙是一颗只干坏事不干好事的"魔头"，于医生毫不相干。而一旦当它把相邻的磨牙抵烂，出现一系列问题时（常常在若干年之后），患者早已忘记曾得到牙医提示：尽快拔去此牙。

严格地说，只要尽头牙没有长好，就会使口腔处于亚健康状态，此时唯一的方法就是拔去尽头牙！

总的来说，每年一次体检，每年一次洁牙，是早早发现口腔亚健康状态，进而合理处置的最好方法。

刊载于《成都晚报》，1999年10月3日

18. "牙齿不掏不空"？

"牙齿不掏不空，耳朵不掏不聋"，此语已在民间流传几百年了，这话对吗？

人的牙齿是外形突圆的不规则形，相邻两牙的接触仅仅是一个小平面，犹如两只高足酒杯相邻时仅最突的一点相接触一般，接触点的下边是一个三角形的间

隙。人在年轻时，牙龈乳突正常，正好封闭这个空间。此时因邻牙触点的紧密接触和牙龈的封闭，在健康状态下不易造成食物的嵌塞。

可是在邻牙的间隙中却充满了对牙齿有害的细菌，它们生长繁衍，释放出大量有害物质。正是这些微生物的活动造成了牙齿硬组织的破坏，软组织的发炎，口腔医学就叫它龋病、龈炎，即民间俗称的"虫牙""火牙"。

平时人们每天早晚刷牙是用机械的方法除去牙面的细菌，使牙齿的暴露面得以维持健康，可是相邻两面是无法用牙刷清洁的，寄生于此的细菌便可以为所欲为，造成疾病。

明白了这个道理，"牙齿不掏不空"的说法便可不攻自破。换言之，牙医主张正确地剔牙。饭后，用竹、木、金属丝等制作的牙签，认真而仔细地剔除每个牙缝内的食物和牙菌斑，以维持牙齿邻面的清洁。比较好的方法是用牙线剔牙，即用较韧的细线从牙齿相接触的缝内按压下去，然后内外拉动牙线并刮除紧附于邻面牙体上的牙菌斑。市面有牙线夹出售，读者朋友可留心选购。

如果已经发生了明显的食物嵌塞（多数情况是出现了牙齿的破坏），可是仍不将食物剔除，以致患牙破坏更快，就会逐渐出现牙痛症状（就不得不求助于牙医了）。长期不洁牙，牙石已很多了，由于牙石的压迫，牙龈就会严重萎缩，但此时有个假象——不塞牙。原因是牙石在这里暂时阻挡了食物的嵌入。牙医认为牙石会压迫牙龈使之发炎与继续萎缩，故去除牙石后的塞牙是值得的，因为食物嵌塞是可以自己清除的，只要细心，不会留下任何问题，而牙石却会在不知不觉中让你的牙周组织发生病变，进而出现牙周炎、牙松动与脱落。为此，牙医特别忠告朋友们：每年一次洁牙，彻底去除牙石，维护牙周健康，是千万不能省略的。

刊载于《成都晚报》，1998年9月23日

二、风从四方来（牙病患者的治牙亲历）

1. 我居然是牙病患者？

我牙龈出血已经好几年了，但我是一位"早期牙周炎患者"这件事却是最近自己才知道的。在此之前，我从未意识到我是一位牙病患者。

我是20世纪80年代生人，不知道是时代原因，还是生长环境原因（长在农村），我记忆中第一次刷牙应该已经上小学了。第一次刷牙就是自己开始学习刷牙的时候，记忆中父母没有在我更小的时候帮我清理过口腔，也没有觉得这有任

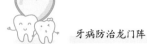

何不妥，因为身边的小孩都是如此。幸运的是，父母管教较严，严格控制我的零食，每天最多吃两颗糖，一块小饼干，所以即便那么晚才开始刷牙，我也并没有在童年时期出现过明显的虫牙。关于牙，我现在还很清楚地记得一件小事：10岁左右，我与表姐一起到外婆家，行走在乡间小路上，我口袋里装了豌豆，那种很硬很香的脆脆的豌豆，我拿出来与表姐分享。表姐一看，笑了笑没接，说："我不吃，咬不动！"我很惊讶，为什么会咬不动？！表姐把她那口有好几个虫洞的牙露给我看，确实把我惊到了！以至于过去这么多年，那个画面我还记忆犹新。关于牙的另一件小事：小时候，夏天，父亲每天晚上都要喝一瓶冰啤瓶酒，我不知道从哪学的，直接用牙咬开啤酒盖，觉得那样咬开，自己特别厉害，特别像个大人。大人不但不阻止，反而鼓励说"真厉害""我都咬不开"。我就这样得意扬扬地咬了几次。终于有一次咬完，牙齿特别疼，疼了一会，后面就不疼了，但那种疼却让我不想再次经历，所以后面就不咬瓶盖了。

除了咬瓶盖引起过短暂的牙疼外，我确实没有经历过那种"牙疼不是病，疼来要人命"的疼痛，所以一直觉得自己的牙棒棒的。身边的亲朋好友，只有上了年纪的老人才喊牙痛，需要去医院拔牙，所以以前印象中的"牙病患者"等同于"牙痛患者"。哪怕有亲戚或同学戴了牙套，成了"钢牙妹"，我也并不觉得那是"牙病患者"，我觉得那只是爱美而已。在我大学时，某次上课走神，用舌头抵着牙齿玩，突然右下边一颗牙掉了一大块下来，牙齿上出现了一个"大坑"，因为不疼不痒，笑起来也看不见，也不影响吃饭，我依然没觉得这是"牙病"需要去医院治疗。于是这个"大坑"就一直伴随着我，到现在都没补，因为它一直都没有"存在感"。

到读硕士阶段，慢慢地出现了刷牙偶尔有出血现象，依然没有引起自己的重视，觉得都是自己刷牙太粗暴造成的。读博时已经发展到咬口馒头都有血印的地步，我还是没有重视，觉得并没有给我日常生活带来多大困扰。直到有一天，我跟别人说话时，感觉到我的牙齿在出血，赶紧闭嘴，非常尴尬。这个时候我才觉得牙龈出血是个问题了，因为这已经影响到我的日常生活了。我自己刷牙时观察过出血位置，发现最容易出血的地方是左上一颗不整齐的牙（它向着里面长），便自认是牙齿拥挤导致牙龈出血（现在想想，真是无知啊！）。但即便如此，我也没有专门抽出时间去医院做治疗，也没有在网上查过相关资料，可能是觉得影响还不够大，所以依然不够重视，就拖一天算一天了。直到隔壁办公室的阿姨说要去找王医生看牙，我才一时兴起，跟着去了。初次见到王医生，形容自己的病情时，我还相当自信地说："我这有颗牙齿越来越往里面长，导致我现在牙龈出血可厉害了，您能不能帮我治一下牙龈出血？"那时在我有限的认知中，并没有"牙周炎"这个概念!

直到在王医生的指导下,我才知道牙周炎是由于刷牙等口腔保健措施不力,口腔内的细菌量增多,牙龈沟内细菌繁殖,毒素使龈沟内的白细胞死亡,成为脓细胞。此外,知道了细菌在龈沟内形成牙菌斑,菌斑吸附钙后变成牙结石,使得牙龈上皮充血、溃烂。我的牙龈现在已经肿大,虽还未出现牙齿松动,但已经成为早期的牙周炎。王医生又仔细地为我做了洁牙,并让我连续五天使用丁硼乳膏刷牙(现在我刷牙时牙龈已经不出血了)。后遵医嘱,吃过东西后立即漱口,每天晚上用牙线清理牙齿缝隙。虽然牙龈出血得到了控制,但我的牙龈已经发生了上下偏移,并有多个容易出现问题的部位(如附图1所示),后期将配合医生积极治疗。

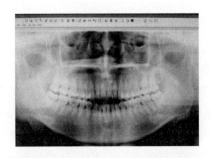

附图1 温文婷的牙片,可见牙槽骨吸收

有了牙周炎的经历,我知道了不是牙疼才算牙病,也意识到保护牙齿应从小做起,从每天做起;每半年或一年彻底洁一次牙,吃完东西就漱口,每天用牙线清理牙缝。我们每年都会做体检,但是体检内容并不包括检查牙齿,即便有检查牙齿,也检查得比较简单,所以牙病一般都容易被忽视,只有出现明显症状时才会引起注意。像我这种牙龈出血好几年都不治疗的人,相信不止我一个。所以如果您看到这篇文章,请您先自查一下有无牙病症状:比如牙龈出血,一边牙平时不用,遇冷、热疼,虫洞等,这些都是牙病,得治呀!

四川大学博士 温文婷

2018年5月

2. 我的牙套笔记

我的牙套终于要摘掉啦!在取下牙套的那一刻,还是想记录下我在牙齿正畸路上的艰辛与收获。

牙齿正畸是我在二〇〇几年的时候就想做的事情,那时的我是一位"龅牙妹"。尽管从脸庞看起来并不是很明显,但这问题一直存在并潜伏在我脑海中,时不时困扰我。每每提起此事,身边好友、父母都会劝我说:你的牙齿不严重,而且这点小问题不影响吃饭。虽然我内心很想去矫正,但是碍于没有得到大家的积

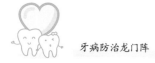
极支持，此事就只好不了了之。

　　2015年的夏天，机缘巧合，认识了王爷爷，他给我科普了许多正畸的知识，指出我的牙齿畸形主要是咬合关系紊乱，呈一种"尖对尖关系"（正常的应该是尖对窝关系）。正本清源，让我了解到了矫正牙齿的意义和必要性，终于让我下定决心要去做矫正牙齿这件事！身边还是会有朋友的不支持声不绝于耳，他们认为矫正牙齿时间太长且痛苦，我年龄也不小了，没啥意义，干吗要去受那个罪？我理解他们的关心，更清楚自己的执念，相比较而言，忍受伴随一辈子的牙齿问题而不去矫正，这件事才真正会让我痛苦甚至后悔，人生没有尝试和改变才是更可怕的吧！

　　下定了决心，事不宜迟，我开始了箍牙的第一步：选择医院。回想当时的过程，充满了各种的迷茫与纠结。为了找到一位专业又负责的医生，我顶着炎炎的夏日骄阳，奔跑在各种私立和公立医院间，去做比较；为了挂上一个专家的号，早上5点就起床排队，来来回回要跑五六次医院；为了寻找真实案例来参考，还不停在网上搜寻、查阅、下载……现在回想起来这才是很关键的一步，做到自我学习，了解自己牙齿的实际状况和治疗的大致方案。

　　折腾了一个月，最终选择了华西口腔医院的专家——黄宁医生。医生说，我牙齿的情况属于咬合不齐，还有一个问题是张嘴就会"咔嗒"响，属于颞下颌关节功能紊乱综合征，这个症状发展严重了就会导致俗话说的"下巴掉"（当然保护得好就没啥大事儿），但当时我听着医生郑重其事的介绍时，整个人呆若木鸡，不知所措。回家就急着在网上搜了案例，原来真的有这种情况。看着网上那些下巴掉了然后去修复的人，看得我心里更加忐忑。再次复诊，医生针对我的情况，让我先去拍了一个片子（如附图2所示），然后分析了我牙齿的情况。

　　黄医生给我了两个方案，第一个是：单方面地选择矫正牙齿，脸型的变化并

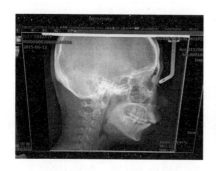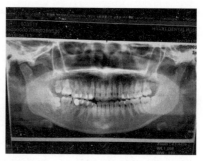

附图2　郭佳燕的牙片

不是很大；第二个是：脸型和牙齿的咬合都会发生变化，但是需要动手术，而且会有一点风险。在黄医生的建议下，我经过一番纠结和思考选择了第一种方案。

记得那天去医院拔牙，看着医生拿着钳子在我面前晃来晃去，我的心跳加速以致演变成了心惊肉跳！会不会痛？会不会拔不好？心中各种担忧、各种焦虑编织成一张大网，把我的小心脏重重包裹，让我几欲"窒息"！医生也看出我的害怕，等我坐在椅子上，医生耐心地告诉我：不用太害怕，给你打了麻药再拔牙就不会太痛了。果然，在麻药作用下拔掉了两颗牙齿，不仅不痛，速度也很快。

拔完牙我去了趟洗手间，看着镜子里的我，嘴里塞了两团棉花、肿大的脸颊，控制不住流口水的嘴，觉得自己当时的样子特别丑，立马想要分分钟离开人多的地方。最后听了医生交代的注意事项，就快速地离开了医院。姐姐看着肿胀的脸和泪光点点的我，笑着说："看你这样我们还是打车回家吧。"上了出租车，司机从反光镜里望了我几次，脸肿起，鼻子不停地抽泣，没忍住，转过来关切地问："小妹妹，你是被打了？"由于我的嘴里塞着棉花，说不出话，也笑不出来，只好面无表情地连忙摇手表示否定。姐姐笑着和司机说："什么被打啦，刚拔完牙变成这样的。"司机同情地看了我几眼，默默地继续开车。现在回想起来当时的我真是特别狼狈。回到家后，随着麻药的作用慢慢消失，牙龈开始变得非常痛，拔下牙的位置还在不断地流着血，痛得我觉也睡不着，更别说吃东西了。还好听从了医生的建议，试着吃冰棍，虽然只是短暂地缓解疼痛，但对于当时的我来说就像抓了一根"救命稻草"一样。牙这样痛了几天之后，终于止住了。

2015年9月，我的第一次箍牙正式开始了，我成了一名"牙套妹"！想想我第一次去医院的时候内心还是满心期待的，想着箍牙以后，牙齿就会变得整整齐齐，咬合问题也会得到解决，便开心地找到黄医生，结果被告知当天只是在牙上粘钢丝，不做调整，粘好回家要先适应一段时间。第一次十多分钟就结束了，当时还在迟疑：结束了吗？心里多少还是稍有落差。第二次去，医生很耐心地给我"打预防针"，告诉我要调整钢丝，弄完后会有点痛所以要耐心忍耐，饮食方面最好这几天都吃稀饭这种流质性的食物。其实刚弄完过后，感觉牙齿也不是很痛，心里想着，黄医生也太小瞧我了吧，这点承受力我还是有，这完全是可以接受的程度。结果医生的话果然是对的，回到家后的这一个星期，牙齿痛到什么东西都不想吃，也不想说一句话，严重影响到了我的心情，感觉满口的牙齿都不再是自己的，像是被重新组装了一次似的。

2016年这一年，我歪歪斜斜的牙齿开始变得整整齐齐的了，看图片我的嘴型和牙齿还是有些凸出，不过整体来看大致是把凸出的牙箍得整齐了（如附图3所示）。

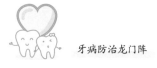

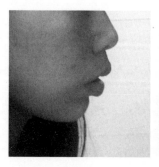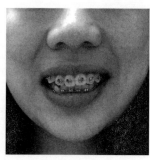

附图3　郭佳燕正畸治疗中的照片

　　接下来的2017年，这一年就要开始收紧我牙齿之间的缝隙了，黄医生不断地帮助我调整上牙之间的缝隙，慢慢地收紧，两边的咬合问题也一个月比一个月更贴合，2017年底的时候我就明显能感觉到自己可以同时用两边的牙齿吃东西了，这真是一件超级幸福的事情。

　　2018年，因为我牙齿中线的位置还未达到整齐的效果，黄医生开始对我上下中线的位置进行了校准。但是这个矫正真是超级考验我这个吃货，因为在这个过程中我的牙齿必须上下要带一个橡胶圈，导致我每次吃东西，都要先取掉橡胶圈，非常的麻烦。

　　虽然在咬合能力上我已经觉得调整得很好了，但对于医生来说还不够完美，目前我还在进行着调整，不过快了，觉得今年就可以取下牙套啦！

　　这几年箍牙之路太不易，几乎每个月都会去一次黄医生那儿，对牙齿进行调整；3年里有时候会让我痛得心情烦躁；一个不小心就会伤着嘴皮，甚至会割着肉导致流血；又或者是吃东西的时候不小心钢丝变得很松，又需要重新费时间去预约；还有尽头牙的增长，影响了箍的牙，又一次去拔牙等。其实在这3年里有无数次念头想把这口"钢牙"迅速地取掉！经历了3年的奋战，还好坚持下来了。

　　现在，我终于迎来了取下牙套的时刻，感到特别满足！你问我值得吗？我能够很肯定地告诉你，超级值得！看着自己的牙齿变得更加整齐，能够正常地去咬合，愉快地吃着东西，还有自己脸型也变得好看了，人也比原来有自信了，那么多的好处，还有什么好后悔的呢？毕竟受益于下半生，一口好牙真的太重要了！

四川大学毕业生　郭佳燕
2018年5月

3. 我的王爷爷

我叫贝贝，今年11岁，读小学五年级。

我有个70多岁的老朋友——王爷爷，可爱我啦，想听听我们的故事吗？

【故事一】

前几天，早上吃饭时，一口咬下去，牙齿好痛，饭都没吃好。妈妈说，过几天带我去看王爷爷。周日，见到他，问我"牙牙怎么痛？"我说，吃东西痛。他用个小镊子轻轻地敲敲我的牙齿，找到那颗痛牙，给我说："要钻一下，贝贝，保证不痛。"我不信，钻牙哪有不痛的？听同学们平时说起他们钻牙的那个痛啊，我心有余悸。他给我做了示范，叫我钻牙时千万别动。真的，看着聚光灯下发着寒光的牙钻，心里的那个怕呀！可是，等他拿出牙钻，告诉我"钻完了"时，真的一点点痛都没有。他给我封上药，要我下周再来，说："下周就补起了，可别把药咬掉啊。"这时，我真不敢相信，这是钻牙的经历！

【故事二】

妈妈说，我从小就认得王爷爷，那是因为我的牙齿没长好，需要纠正。想起来了，读幼儿园时，妈妈带我找到王爷爷，他给我做了个小小的"假牙"，戴在嘴里，吃饭、睡觉都不准取下来，我可听话了，不到两个月，就治好了。想想那时，一点都不难受，多亏我听妈妈的话，很快就把不正的牙齿给纠正了。

【故事三】

我和王爷爷是"老"朋友了，我们都有一个共同的爱好——爱动物。王爷爷家有金鱼、锦鲤、鸟，我和姐姐都爱缠着他，问这问那的，王爷爷总是力所能及地给我们讲着动物的故事。有时，一周没有见到他，我们都要缠着妈妈带我们去看看，总想听到他那些说不完的故事。

不过，他也有不晓得的事：我养了一只"红腿陆龟"他就不认识，还上百度去查：产在哪里？吃啥？等等，连我都不如呢。

【故事四】

王爷爷也要批评我的，说："不好好刷牙，看看牙齿都烂了好多？再不认真刷牙，会烂得更多的。今后要认真刷牙，少吃点糖和点心。爱护牙齿需要从小做起。"有时，他还好严厉的："看看你握笔的姿势，好丑！这样是写不好字的。"他给我耐心示教。我想，今后一定要改过来，希望自己也能在认真练字后，写出他那么好看的字来。

这就是我和王爷爷的小小故事，肯定说不完，今天就讲到这里了。

小学生　曹宝媛　2018年5月10日

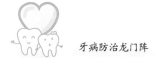
4. 一次治牙意外

我是一个牙齿易坏的人，正如老话所讲"牙痛不是病，痛起来真要命"，所以我每次都认真对待牙痛。我已经在王爷爷这里医治牙病超过8年了，因为王爷爷的精湛医技和对患者的认真态度让我无比相信治牙工作者。2016年，我因为学业需求到广州求学，在这次求学之旅中我的牙齿又一次发生了意外，只是我没有料想到的是在那里的一次治疗更加伤害了我的牙齿。

当时，我的牙齿已经疼痛超过三天了，而我对广州的牙医诊所不够熟悉，所以选择了一家相对出名的当地牙医诊所。在漫长等待两天后，我终于在一个周末得到了就诊机会。我满怀着终于要从牙痛的痛苦中解脱出来的心情来到那个诊所，在一系列繁复而必要的医疗前期检查后，我坐上了牙椅，又在对现代医学及口腔医院高才生的相信中完成了这一颗牙的治疗。在完成治疗后，我的心情无比轻松及愉悦。但是，这之后，在近两年的时间里，我的这颗牙常常隐隐作痛，本着对医生的信任，我没有怀疑过医生的操作过程，我一直责怪自己导致这颗牙痛的原因是刷牙时不够仔细，使用牙线的次数不够频繁，但在最近一次的就诊过程中发现事实并非如此。在广州治疗后，我出国了，对这颗牙也就没有再做更多关注。

在我回国后不久，这颗牙又开始作怪了，我只得再次找到我信任的王爷爷。在探查过这颗牙齿后，王爷爷并没有立即开始治疗，而是让我先去拍片。在看过片子后，王爷爷对片子上所呈图像表示不解，不清楚是什么原因造成的"奇怪"图像。在打开我那颗已经补好的牙齿后，王爷爷从牙齿中取出了一团遗留的棉球（当然已经被腐蚀得很严重了）。王爷爷说我的牙痛就是这棉球在作怪，它导致了我的牙心坏死，让我在近两年的生活中饱受牙痛的折磨。

在修补好这颗牙后，我有了一些新的想法。虽然并没有对现代牙医表示怀疑或者是对医生的失望，只是作为一名患者，我希望医生在工作中应更加尽心尽责。如果说那位医生在治疗过程中更小心一点、更仔细一点，我就不会受这么些煎熬。现代医学的飞速发展是值得肯定的，这提高了人类的生存质量及在病痛来临时减轻了病患心理和身体的负担。比如根管治疗的发明提高了像我这类牙齿易坏人群的牙齿保存率，减少了拔牙的可能性及风险。医学的发展是飞速的，医生们不仅要学习如何使用这些医疗器械，更重要的是要对患者赋予足够的耐心与帮助。

美国　杜鲁门州立大学　在读生　王姝越

2018年5月28日

三、经笔者答辩、评审的华西口腔博士、硕士学生部分论文题目

年度	导师	论文作者	论文题目
1996	史宗道	刘卫军	社会心理因素与颞颌关节紊乱综合征相互关系的研究
1998	史宗道 史俊南	吴友龙	龋病治疗中预防牙科畏惧症的随机对照研究
1998	曾光明	谷　方	血清及红细胞中游离钙离子浓度、超氧化物歧化酶、血液流变性的改变与复发性口疮间的关系初探
1998	易新竹	陈　虹	稳定型咬合板治疗咀嚼肌功能紊乱的随机对照研究
1998	史道宗	张志纯	下颌骨缺损修复远期临床疗效影响因素的研究
1998	曾光明	武云霞	复方苦藓片调节口腔扁平苔藓患者红细胞免疫功能的研究
1999	尹仕海	荣健平	玻璃离子粘固剂作根管充填糊剂的封闭性研究
1999	刘天佳	肖　悦	茶多酚对致龋菌在牙面粘附影响的体外实验研究
1999	史宗道	杨　峰	透明质酸钠治疗颞颌关节退行性关节病的动物实验及临床研究
2002	史宗道	张国良	低频超声介导促进透皮局麻的随机对照研究
2003	丁　一	杨懋彬	脉冲Nd：YAG激光照射对人牙周膜成纤维细胞杀伤力的影响
2003	丁　一	夏　薇	血链球菌及产生的血链素在牙周病微生态防治中的作用研究
2003	周学东	朱　昀	天然药物五倍子与氟化物防龋效果的比较研究
2003	刘天佳	刘昭慧	天然药物对釉质脱矿和再矿化作用实验研究
2003	谭　红	黄　霞	天然药物对牙龈卟啉单胞菌的体外抗菌研究
2003	巢永烈	刘伟才（博）	牙科陶瓷接触疲劳行为损伤机理研究
2003	巢永烈	罗　云（博）	牙周修复陶瓷材料颜色匹配的研究
2003	巢永烈	孙　俊（博）	成都地区中国人群牙龈组织及常用龈色材料的色度学研究
2003	梁　星	包向军（博）	兔骨髓破骨细胞的培养及人乳牙破骨细胞的研究
2003	尹仕海	皮根莉	根管治疗期间急症的临床研究
2003	吴亚菲	赵筱苓	MMP2及MMP3对实验型大鼠牙周炎模型牙周组织中表达的研究
2003	吴亚菲	谭　春	龈沟液中白细胞介素-1β，白细胞介素-1受体拮抗剂的水平与牙周炎关系的研究
2003	巢永烈	刘　洋	钛瓷结合界面研究及Ti-Bond钛烤瓷系统的临床应用研究
2003	丁　一	姜柞来	雅皓乳膏对菌斑相关性牙龈炎的临床疗效评价
2003	刘天佳	陆　玉	可乐丽菲露AP-X复合树脂的细胞毒性与临床应用研究
2003	周学东	李　红	天然植物与化学制剂抗龋效果的比较研究
2004	丁　一	万朝霞	雅皓乳膏对口腔常见细菌抗菌作用的体外研究及对于单纯性龈炎的临床疗效研究
2004	吴亚菲	吴爱华	固定矫治对牙周微生态环境的影响
2004	丁　一	夏　芳	TPS探针与普通牙周探针临床应用的比较

续表

年度	导师	论文写作	论文题目
2004	吴亚菲 丁　一	黄　姣	Gengigel凝胶治疗菌斑性牙龈炎的研究
2004	傅明德 肖晓蓉	邓　辉	血链球菌及血链素对牙周可疑致病菌拮抗作用的研究
2005	白　丁 黎　红	冯洁琳	恒牙列前牙开𬌗颌系统功能的初步研究
2005	易新竹	韩碧洁	电子髁状突描记中功能性托盘与𬌗覆盖型托盘的比较研究
2005	易新竹	王　亚	利用全可调𬌗架进行𬌗分析的评价
2005	易新竹	洪宇娟	颞下颌关节骨关节病动物模型的建立及其病理机制的实验研究
2005	丁　一 肖丽英	刘　娟	替硝唑缓释剂的体外药物释放及其治疗牙周炎效果的动物学研究
2005	丁　一	费晓露	具核酸杆菌黏附和侵入上皮细胞的初步研究
2005	丁　一	田　华	替硝唑含片治疗牙周炎的疗效及安全性评价
2005	丁　一	周　婷	龈下五种牙周可疑病菌与洁刮治疗效的关系
2006	胡　涛	宁美芝	变形链球菌单菌种早期生物膜的结构和胞外多糖作用的初步探讨
2006	胡　涛 李继遥 肖丽英 黄定明	蒲晓芬	粘性放线菌单菌种早期生物膜的连续观察及胞外多糖合成的研究
2006	李继遥	成　伟	唾液成分与S-ECC（早期儿童龋）发生的关系研究
2006	丁　一 肖丽英 于海洋	蔡　炜	导致常染色体遗传LHPAI的人牙胚变异粘蛋白的成熟肽基因的克隆
2006	李继遥 肖丽英	赵朋朋	天然药物五倍子防治龋病的动物实验研究
2006	邹　静	尚　冉	变形链球菌在非全托儿童中水平传播的初步研究
2006	邹　静	杨　燃	儿童口腔放线菌与儿童龋的关系初探
2006	吴亚菲	李丛华	四川省牙周病相关危险因素分析
2006	吴亚菲	姜　茵	中药补肾固齿丸对人牙周膜成纤维细胞分泌细胞因子的影响
2006	吴亚菲	顾　明	补肾固齿丸对人牙周膜成纤维细胞的生长及其分泌细胞因子IL-1β的影响
2006	丁　一	蒋俊强	骨碎补柚皮苷对人牙周膜细胞增殖、碱性磷酸酶活性及超微结构的影响
2006	刘天佳	吴亚菲（博）	基质金属蛋白酶及其组织抑制剂在牙周炎动物模型牙周组织中表达的研究
2006	周学东	徐桂祥	三种灭菌法对齿科高速裂转腐蚀性的初步研究

续表

年度	导师	论文写作	论文题目
2006	周学东	许为群	ProTaper和Flexofile不锈钢锉根管成形能力的比较研究
2007	易新竹	工喜军（博）	雌激素对咀嚼肌功能状态影响的体外研究
2007	丁 一	陈东晖	正畸治疗后牙槽骨丧失患者的牙周可疑致菌的检测与分析
2007	丁 一	刘 媛	臭氧水溶液对牙周可疑致病菌作用的研究
2007	黎 红	郑 辉	人氟斑牙显微硬度及微观结构研究
2007	易新竹	黄 璟	Wnt-1和β-catenin在人胚颞下颌关节中的表达和分布特点的初步研究
2007	吴亚菲	欧阳玉玲	不同fimA基因型牙龈卟啉单胞菌致病力的比较
2007	吴亚菲	叶 国	大鼠牙囊细胞体外培养方法的改良及生物学特性的初步研究
2007	易新竹	李晓菁	雌激素对大鼠咬肌ER和MHC-mRNA表达的影响
2007	肖丽英 丁 一	于佳辉	塞克硝唑对牙周致病菌的体外抑菌作用研究
2008	丁 一	王丽霞	离子化凝胶作为牙周组织工程支架材料的探索性研究
2008	黄 萍	张 帆	CRP基因多态与牙周炎及慢性牙周炎伴Ⅱ型糖尿病易感性相关研究
2008	黄 萍	叶畅畅	慢性牙周炎及伴Ⅱ型糖尿病患者基础治疗前后牙周状况及血清CRP水平分析
2008	丁 一	王忠朝	MTT法用于检测口腔常见细菌的研究
2008	吴亚菲	张 琳	CRP影响TMP-1单核细胞趋化能力的初步研究
2008	吴亚菲	邢铭铭	地塞米松对鼠牙囊细胞表达RunX2，Osterix影响的体外研究
2008	吴亚菲	王 丽	不同菌斑采集方法对牙周可疑致病菌检出的比较研究
2008	徐 屹	雷朝锋	牙周可疑致病菌密度感应信号系统lwxs基因的检测
2008	徐 屹	郭淑娟	雌激素对去卵巢大鼠牙槽骨组织结构及MTI-MMP表达的影响
2008	丁 一	孙 波	牙龈病CAI课件制作
2008	吴亚菲	董如珍	Arthrodont（甘草次酸）对牙周可疑致病菌的体外抑制作用研究
2009	万呼春	温艳丽	变异链球菌蛋白质提取介质的比较研究
2009	万呼春	马琴睿	牙周袋硫化物水平与牙周主要可疑致病菌的关系研究
2009	万呼春	甘敏福	牙周袋硫化物及牙周临床指标与栖牙密螺旋体的关系
2009	吴红崑	王丽娜	十肽对口腔主要感染性疾病致病菌影响的初步研究
2009	徐 屹	王耀生	牙周可疑致病菌共聚力及其具核梭杆菌介导下对人工根面黏附力的初步探讨
2009	吴亚菲 孟 姝	郝文慧	伴放线菌嗜血菌的细胞膨胀致死毒素三亚基蛋白的研究
2009	苏 勤	王秋丹	LPS（脂多糖）诱导人成骨细胞MG-63细胞RNAKL（细胞核因子）表达及促进破骨细胞分化的体外研究
2009	苏 勤	丁 鑫	LPS（脂多糖）诱导人牙周膜成纤维细胞RNAKL（细胞核因子）表达及促破骨细胞分化的体外研究

牙病防治龙门阵

续表

年度	导师	论文写作	论文题目
2009	黄定明	王 倩	牙髓成纤维细胞类型识别受体及炎症体表达的初步研究
2009	谭 红	董 刚	毛囊Bulge干细胞向成釉细胞样细胞分化的初步研究
2009	吴红崑	张思宇	十肽（KSL）对变异链球菌生物膜影响的实验研究
2009	吴红崑	张 帅	Clearfils3Bond对hqzq细胞的影响及其应用于beqgle犬直接盖髓术的组织学评价
2009	谭 红	任利彬	Wet6过表达对人牙乳头细胞的作用研究
2009	吴红崑	舒 毅	槲皮素对口腔主要感染性疾病致病菌影响的初步研究
2009	吴亚菲	刘娟（博）	C反应蛋白在牙周炎与冠心病相关机制中作用的研究
2009	吴亚菲	陈 斌	C反应蛋白对血管内皮细胞功能影响的研究
2009	肖丽英 吴亚菲	鲁维希	牙周可疑致病菌代谢组化鉴定的初步研究
2009	周学东	吴 娜	氟化牙釉质早期釉再矿化形态学研究
2009	丁 一	邓 赟	复方黄芪合剂治疗大鼠实验性牙周炎的组织病理学观察及CD14在牙龈上皮中表达的影响
2009	丁 一	张 浩	复方黄芪合剂治疗wisfer大鼠牙周炎的实验研究
2009	黄 萍	赵美林	中药桂皮醛对牙周膜成纤维细胞及牙龈上皮细胞生长的影响
2009	尹仕海	钟素兰	根尖偏移的Micro-CT评价及其与根尖封闭性的关系
2009	陈新梅	陈晓春	DentaportZX（根管仪器之一）用于测量根管工作长度和预备根管的准确性研究
2009	谭 红	梁继超	RealsealTM（根管充填材料之一）根管充填系统生物相容性研究
2009	郑广宁	高 萍	根尖片在根管治疗中使用状况的循证医学研究
2009	黄定明	郑庆华	MicroCT评估镍钛器械预备离体牙S型根管的效果
2009	黄定明	薛 慧	桩道预备对充填根管封闭性影响的体外研究
2010	郝玉庆	沈 达	PCR检测益生菌酸奶中嗜酸乳杆菌对口腔及肠道中的定植
2010	郝玉庆	靖军军	纳米羧磷灰石对牙本质人工龋再矿化作用的体外实验
2010	郝玉庆	张文祯	氨苄西林和溶菌酶体外诱导血链球菌L型的实验研究
2010	吴亚菲	卓瑞樵	高露洁抗敏感牙膏改善牙本质敏感症效果观察
2010	郝玉庆	贺 兵	正常人牙釉质羧磷灰石密度和显微硬度的测量以及相关性分析
2010	吴红崑	吴宗裕	HMGN2的免疫组化定位及对口腔主要致病菌作用的体外实验研究
2010	丁 一	潘伦弘	复方黄芪合剂对实验性牙周炎大鼠牙龈下厌氧菌的影响
2010	丁 一	杨 恒	补肾固齿丸对牙槽骨改建的三维学分析
2010	丁 一	文 钦	补肾固齿丸对大鼠实验性牙周炎牙槽骨代谢的影响

186

续表

年度	导师	论文写作	论文题目
2010	吴亚菲	王　洁	Pg感染口腔上皮细胞差异表达基因的筛选
2010	吴亚菲	郭　烨	护骨素基因多态性与慢性牙周炎的相关性研究
2010	郝玉庆	朱运握	乳奶益生菌与牙周细菌相互作用的体外研究
2010	郝玉庆	江慧超	5种植物多酚对变异链球菌生长和产酸影响的体外研究
2010	周学东 郝玉庆	李　利	溶菌酶对血链球菌影响的体外研究
2011	吴亚菲	吴卫锋	牙囊细胞经BMP2（骨形成蛋白）基因修饰后表达BSP（骨涎蛋白）、OPN（骨桥蛋白）的体外研究
2011	吴亚菲	张　璇	不同fimA基因型的牙龈卟啉单胞菌对血管内皮细胞黏附与侵入能力研究
2011	尹仕海	王莹莹	改良直接充填法修复磨牙髓底穿孔的实验研究
2011	尹仕海	王　密	iRortBP修复磨牙髓底穿孔的体外研究
2011	易新竹 于海洋	郭　峰	三种接触性体育运动牙颌面部运动损伤及防护的初步调查研究
2011	李晓菁 于海洋	王晓冬	低强度激光治疗颞下颌关节紊乱病的疗效观察
2012	李晓菁	张伟华	颞下颌关节紊乱病与影像学CBCT（锥状束CT）改变的相关性研究
2012	吴红崑	张识宽	台湾健康老年无牙殆唾液微生物群落初步研究
2012	吴红崑	程　倩	老年高血压患者唾液微生物群落初步研究
2012	吴亚菲	雷　丹	慢性牙周炎患者牙龈组织TNF-α基因启动子甲基化状态研究
2012	吴亚菲	吕宗凯	牙周治疗干预类风湿关节炎的系统评价
2012	尹仕海	李　立	超声辅助两种材料修复髓室底穿孔的封闭性研究
2012	尹仕海	刘　佳	iRoot用于牙根尖倒充填封闭的体外研究
2013	吴亚菲	成　伟（博）	Glufaredoxin（组织细胞的防御机制总称）在牙龈卟啉单胞菌脂多糖诱导EA-hy926（组织细胞的防御因子之一）细胞氧化损伤中的作用
2013	丁　一	赵海燕	补肾固齿丸对实验性牙周炎大鼠的免疫调控作用研究
2013	尹仕海	赵　祎	根管内残留物对iRootsp凝固时间影响的体外研究
2013	吴红崑	王可境	龋病相关微量元素在人健康牙釉质、牙本质中增龄性变化的研究
2013	吴亚菲	姜　苏	尼古丁对牙龈卟啉单胞菌生长和生物膜代谢活性影响的研究

鸣 谢

本书经一年的写作，其间得到许多帮助。

我的老校友、中国工程院院士邱蔚六教授，在百忙中为本书写下序言，对本书给予肯定、鼓励和支持，在此再次表示感谢。

华西口腔医院牙周科的黄萍教授、正畸科的黄宁教授，西南医科大学的杨晓莺教授，我的同窗李东铮副主任医师，都给文稿提出了许多修改意见，以利读者得到更多的口腔科普知识。

华西口腔医院种植科的李华医生、宋娟同志，儿科的张莉同志，也给本书的相关方面提供了许多参考内容。

四川大学的温文婷博士，在电脑使用、资料录入和管理方面，给予我极大的精神鼓励和实在的帮助。

我的好朋友丁黎先生，在资料的电子化处理和编辑方面，也给予了无私援助。

夫人杨珣高级统计师和家人也全力相助，让我完全没有家务之虑，可以全身心地投入到写作中。

以上方方面面，都是本书的"贵人"，我向所有的帮助者致以深深的谢意！

王恩平

2019年4月15日于四川大学竹林寒舍